SALTO

»Picasso kann sich so lange halten, weil er der Jahrmarkt seiner selbst und die wichtigste und vielgestaltigste Briefmarkensammlung ist, die es in der Kunstgeschichte je gegeben hat.«
Ramón Gomez de la Serna

Ramón Gomez de la Serna, *für Freunde und Leser einfach Ramón, war nicht nur unbestrittener Mittelpunkt des intellektuellen Lebens von Madrid vor Ausbruch des Bürgerkriegs, Kenner des Flohmarkts der spanischen Hauptstadt, Zirkusfan und der Gastgeber einer legendären Caféhausrunde. Er war auch ein höchst neugieriger Beobachter intellektueller und künstlerischer Moden und deswegen geradezu berufen, über den vielseitigsten Künstler des Jahrhunderts zu schreiben: seinen Landsmann Pablo Picasso.*
Die Wahrheit über Picasso und den Kubismus *entstand 1943 im argentinischen Exil. Unter der Masse der Literatur über Picasso ist dieses kleine Buch sicher einer der ungewöhnlichsten Texte.*
Die Maler des Kubismus versuchten, ihren Gegenstand nicht zu beschreiben, sondern auseinanderzunehmen: In diesem Sinne verstand auch Ramón sein Buch und nannte es »ein Experiment in kubistischer Literatur«.

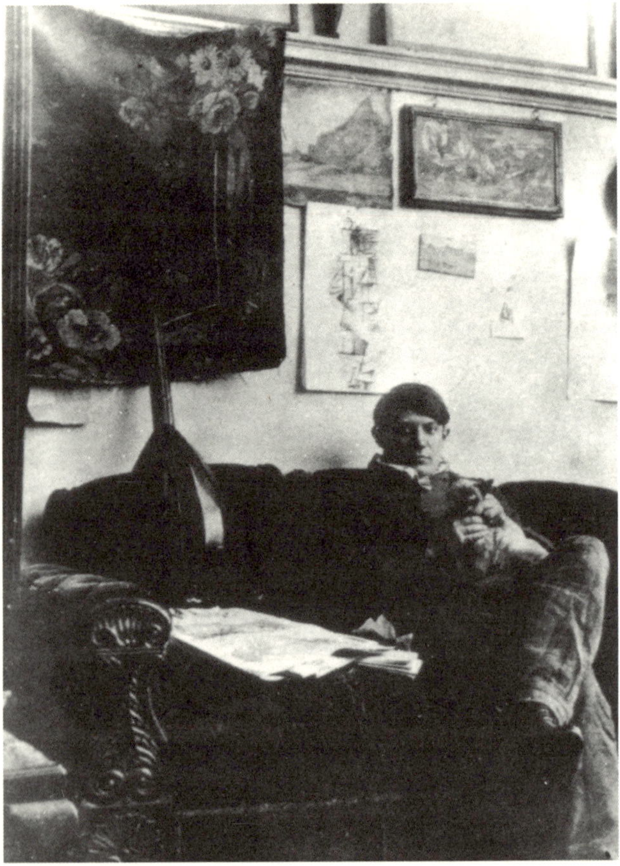

Picasso
in seinem Atelier am Boulevard de Clichy, um 1910/1911

● Ramón Gomez de la Serna

▶ Die Wahrheit über Picasso
▶ und den Kubismus

Aus dem Spanischen von
Elke Wehr

Verlag Klaus Wagenbach Berlin

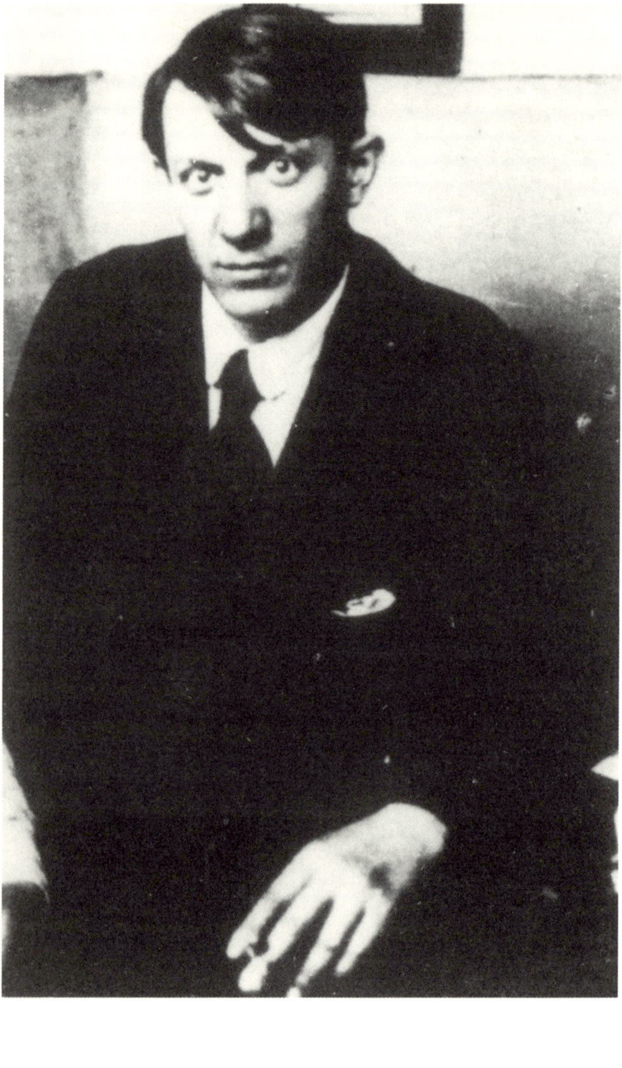

Picasso
fotografiert von Pablo Gargallo,
1912

Die Wahrheit über Picasso
und den Kubismus

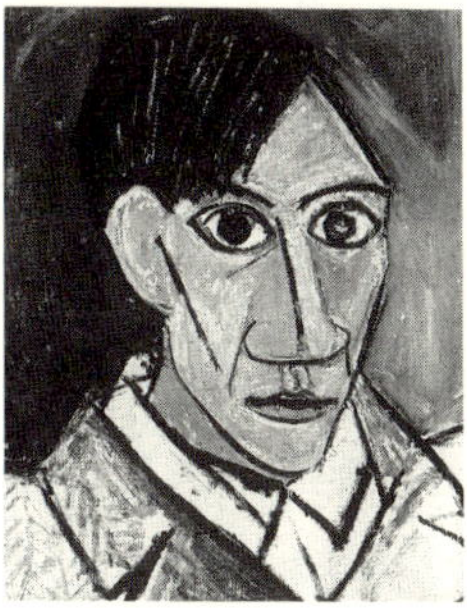

Selbstportrait
Paris, 1907
Nationalgalerie, Prag

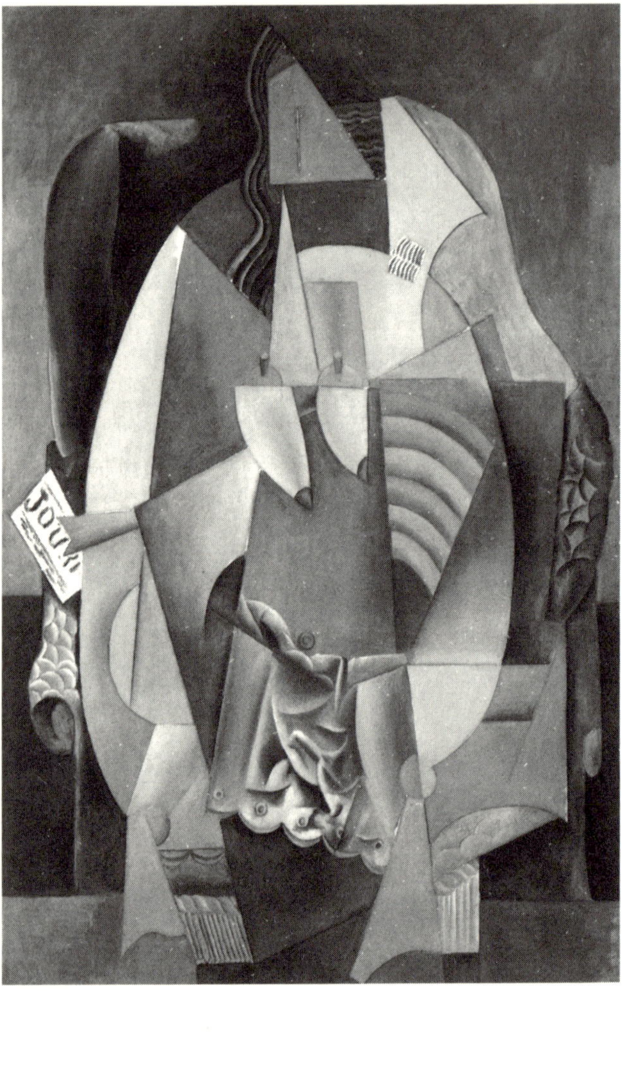

Frau in einem Lehnstuhl
Paris, 1913
Sammlung Ganz, New York

●

Pablo Ruiz Picasso kommt am 25. Oktober 1881 in Málaga zur Welt. Sein Vater, José Ruiz Blasco, ist Lehrer an der Gewerbeschule in Málaga und ein begeisterter Amateurmaler, der Wände und Fächer mit Bandornamenten verziert, in denen weiße Tauben fliegen. Seine Mutter ist italienischer Abstammung.

Seine Kindheit verbringt er in Málaga, wo er den Aufruhr des Lichts in der schönen Stadt erkundet und sich die Nase plattdrückt an den Schaufenstern des Lebens, die später eine so tiefe Spur bei den Kindern hinterlassen: Auslagen von Gitarrengeschäften, Auslagen mit bunten Tüchern. (In der Welt spricht man von Málaga als dem Tor zum Bethlehem der Malerei.)

Mit zehn Jahren kommt er nach La Coruña, wo sein Vater eine Berufung als Professor an die Kunstakademie erhalten hat, und dort findet auch die erste Ausstellung des frühreifen Künstlers im Eingang einer Schirmhandlung statt.

Im Zuge der Beförderungen seines Vaters wird der Haushalt zunächst nach Barcelona verlegt, als Pablo etwa vierzehn Jahre alt ist, und schließlich nach Madrid, zur Akademie von San Fernando, als der lichtvermessende Künstler zwischen fünfzehn und sechzehn ist.

Er verbringt nur kurze Zeit in Madrid, da das Schicksal ihn erneut nach Barcelona führt, von wo aus er seine erste Reise nach Paris unternimmt und in dem Atelier Unterkunft findet, das Isidoro Nonell in Montmartre besitzt. Das große Zigeunerleben der Kunst!

Mit neuer Wißbegierde, mit dem Wunsch, zu begründen und zu erneuern, kehrt er nach Spanien zurück. Er lebt in

Madrid und verkehrt mit den Angehörigen der Generation von 98, als der Künstler, dessen die Gruppe noch bedurfte, denn zu jener Zeit war Ricardo Baroja noch nicht hervorgetreten, der, von Picasso beeinflußt, als erster das damalige charaktervolle Madrid mit seinen verdächtigen Toreingängen und verlorenen Bohemiens in kohlschwarzer Manier für sich entdeckte.
Ein Herr Soler, der in Madrid den »Elektrischen Gürtel« vertreibt, findet sich bereit, eine Zeitschrift für Kunst und Literatur herauszugeben, die den Namen *Juventud* trägt und als deren künstlerischer Leiter laut Titelseite Pablo Ruiz Picasso fungiert.
Picasso wandert durch das kopfsteingepflasterte Madrid jener Zeit, und durch seine Schuhsohlen dringt, was später einmal die wichtigste Grundlage seiner Erneuerungen sein wird: die Plastizität des Sichtbaren, die mit grauen Ausbuchtungen die Leinwände des ersten kubistischen Alptraums füllen wird.
Picasso geht gemeinsam mit Azorín, Baroja, Palomero und all den namenlosen Herren, deren Erinnerung sich verloren hat, auf die Suche nach den Tavernen, die Mode sind, und wo die Selbstlosigkeit eines Wirts – der jedes Jahr wechselt – zu einer vortrefflichen Mahlzeit für wenig Geld verhilft.
Picasso schwört hartnäckig auf sein Können; er will Sieger sein und nicht der endlosen Armut verfallen, in der wir alle in Madrid leben. Deshalb greift er begierig alle Fakten der Wirklichkeit auf; er verspottet das bürgerliche Interieur, malt die eleganten Damen – die heute so geschmacklos wirken – und setzte ihnen als Hut ein Kranzgesims aus Stoff und Draht auf, das wie eine Aureole in Form einer Palette auf dem Vorgebirge ihrer Haartracht thronte.

In Madrid erlebt er den Schrecken der offiziellen Ausstellungen und macht bei den Zusammenkünften im Café den Vorschlag, sie anzuzünden.
Der Desillusionierung, mit der die Generation von 98 Spanien begegnet, entgeht er, weil er über die internationale Sprache der Malerei gebietet, die seine Gefährten, mit denen er das pathetische Straßenleben teilt, nicht besitzen. Er sieht den Beginn des Jahrhunderts über den herrlichen Anhöhen von Madrid heraufziehen, eine der wenigen Städte, die auf einer Hochebene liegen, und etwas erspürt er in diesem Licht, das ihn wie in ständigem Fieber zu fernen Horizonten zieht.
In der Zeitschrift, deren künstlerischer Leiter er ist, werden Arbeiten von Nesi, Baroja, Azorín und Maeztu veröffentlicht. Vielleicht wurden sie alle von Picasso porträtiert in jener Redaktion voller leuchtender »Elektrischer Gürtel«, aber alle haben sie wohl später die Skizzen des Vorläufers verloren.
Im nun zwanzigjährigen Picasso entbrannte die geniale Unersättlichkeit, die sich von den Cafés der Offenbarung nährte und von Goya belebt fühlte und die Gabelung zweier Jahrhunderte erlebte, eine Wende, die auch Goya zugute kam, der an seiner Staffelei in Madrid das Licht zweier anderer Jahrhunderte sah: des achtzehnten, das zu Ende ging, und des neunzehnten, das begann. An ebenso einem Schnittpunkt, an dem das neunzehnte mit dem zwanzigsten Jahrhundert zusammentrifft, denkt Picasso über neue Wege nach.
Noch bricht er nicht mit dem spanischen Familienleben, dessen Alltäglichkeiten er auf schwärzlichgrauen Bildern festhält, die noch nicht wissen, daß sie die Anfänge einer

Amateursammlung, der Sammlung Zetlin, bilden werden. Realistische und unmittelbare Motive greifen ihn an wie jeden wahren Spanier. Es lohnt nicht, gegen die tristen Heime zu reagieren, indem man triste Heime malt!

1901 kehrt er nach Barcelona zurück und geht von dort nach Paris, wo er Vagabunden, Kokotten und Diebe in der Manier von Steinlein zeichnet und im Frühjahr seine erste Ausstellung gemeinsam mit dem großen Iturrino eröffnet, dem Pikador der Quadrille, dem großen Lanzenträger der wahren Malerei, wenn auch ewig verfolgt vom typischen Pech der Pikadore, die der Stier nach ihrem besten Lanzenstich unweigerlich zu einem mißlichen Sturz aus dem Sattel hebt.

Damals steht Picasso unter dem Einfluß des buckligen Henri Toulouse-Lautrec und des verzweifelten Paul Gauguin, der der Rimbaud der Malerei sein wollte, was ihm indes wegen des dekorativen Elements in seinen Bildern nicht gelang.

Es ist die Zeit der Konzertcafés, der armen Teufel, der Kneipenapostel und der hemmungslosen, mit Alkohol, Syphilis und Nikotin herausgeputzten Frauen.

Picasso benutzt seine Erinnerungen an Spanien, makabrisierte und entstellte Stiere, Alpträume der Erinnerung auf schmutziger Pappe, ohne sich in der Farbe festlegen zu wollen, da ihn die exzessive Ausgestaltung des Kopierten abstößt.

Er ist der Zeichner, der seine Gefühlsboheme durchlebt, jene Boheme zwischen hohen Kaminen, von denen viele allzu früh müde zurückkehrten (Bartolozzi, eine spanisch-italienische Mischung, »Toulouselautrekianer« in den Werken, die er in Paris unter dem Namen Batlle verkauft, wäre

ein anderer Picasso geworden, hätte ihn nicht jenes dramatische, lange Hoffen auf den Ruhm inmitten einer tristen Rußlandschaft abgeschreckt).
Weihnachten 1901 kehrt er nach Spanien zurück – wie wichtig waren damals die drei Aufenthaltsorte!
Es ist die Zeit seiner Armut, und ihn beschäftigt das Elend und der galante Abglanz der Welt, die er aus der Ferne betrachtet. Er befindet sich mitten in der *blauen* Periode (Gouachen, Pastelle, Aquarelle).
Ende 1902 kehrt er nach Paris zurück. Er verkauft alles, was er besitzt, für 200 Francs, um sein Weihnachtsfest mit etwas zu essen und seinen Ofen – Lebensquell der gottverlassenen Künstler jener Zeit – mit Feuer zu versorgen.
In den ersten Tagen des Jahres 1903 kehrt er nach Spanien zurück, auf der Flucht vor der harten Arbeit im Bergwerk des Ruhms. Er verbringt das ganze Jahr in Spanien, seiner Erkundungen immer sicherer, schon Meister im Festhalten der unfaßlichen Wirklichkeit, Schöpfer von *Der Blinde*, dem Bild, das den Höhepunkt dieser Epoche darstellt.
Paris zieht ihn so sehr an, daß er im Frühjahr 1904 in seinen Pariser Festungsturm zurückkehrt.
Der blauen Epoche schlägt die Zirkusstunde, junge Clowns, Faustkämpfer im blauen Trikot, Gaukler, die ein schönes weißes Pferd führen, Reichtum der Truppe, Hoffnungsträger aller, Tempelmarmor.
Er evoziert heilige Familien, über die ironisch ein Affe wacht, unterernährte Eheleute, die auf dem Reisekoffer sitzen und einem sympathischen Kind die Flasche des Schmerzes und der Freude reichen.
Grandiose Proben des Grotesken und Rührseligen! Was für ein Einfall der mit der Akrobatin, die das Kind stillt,

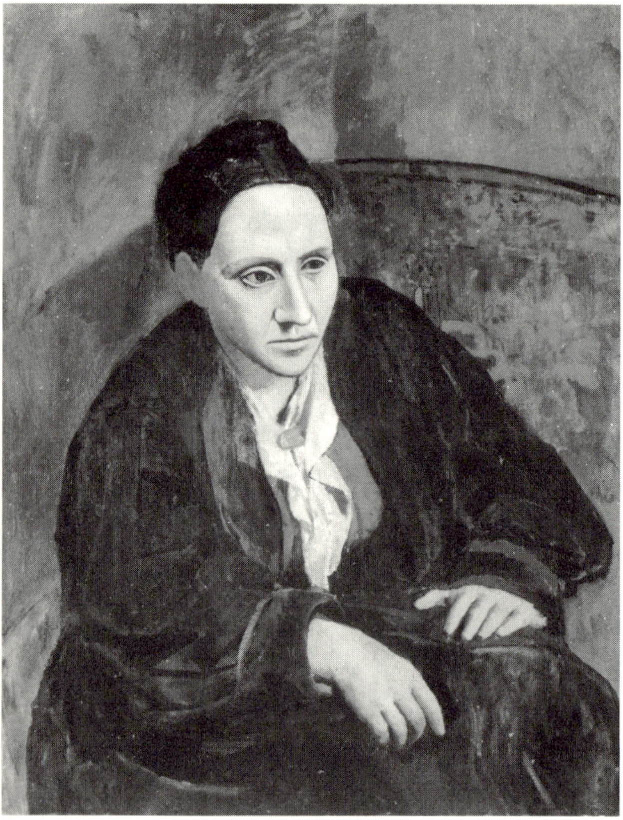

Portrait von Gertrude Stein
Paris, 1905/1906
Metropolitan Museum of Art, New York

während der Harlekin sie verzückt betrachtet! Effekthascherei, die so originell und außergewöhnlich ist, daß sie nicht zu den verbotenen gehört!

Der Absinth mischt sich in Picassos Palette und schafft den magischen, zitternden Harlekin, ein unbestimmtes geistliches Etwas, poetische Galvanisierung.

Noch wirkt in ihm sein italienischer Hintergrund; der Zirkus der Gaukler hält seine Vorstellungen in seinem Werk, und seine Harlekine gelangen zu seraphischer Vollendung. Von allem geht ein Hauch von Verkündung aus.

Die Zeit geht vorbei, da ihm Onkel Soulier, ein ehemaliger Athlet, der einen Altmetalladen betrieb, im Zirkus Medrano zwanzig Francs für eine Skizze gab und Max Jacob in den Genuß der bescheidenen Feste kam, die sich mit diesen zwanzig Francs ausrichten ließen.

Schon beginnen die Geschwister Stein »Picassos« zu sammeln, und schon nähert sich Herr Reber aus Lugano, der einer seiner Mäzene werden sollte, und Vollard und Tschukin und Morozoff, die mit ihrer Picasso-Sammlung später den sowjetischen Museen das moderne Kernstück liefern werden.

An den Wänden seines Ateliers hängen Photographien von Bildern El Grecos, und noch immer wirkt in ihm ein entfernter, dahinwelkender Einfluß von Puvis de Chavannes nach.

In dieser Epoche erlebt er seismische Erschütterungen, die in seinen Skulpturen zum Ausdruck kommen, unter denen der »Pikador mit der gebrochenen Nase« herausragt.

Im Jahre 1905, nach einer Reise nach Holland, die ihm Gelassenheit und Klarheit zurückgibt, läßt er die blaue Periode hinter sich und bewegt sich auf die rosa oder fleischfarbene

Periode zu, eine Periode morgenroter Akte, in der sich das noch Ungewußte in diesen Herolden der Schönheit ankündigt.

1906 erreicht die »Fleisch«periode ihren Höhepunkt. Picasso hat schon so viele Werke gemalt, daß er beginnen wird, architektonisch zu gestalten, die Wirbelsäule herauszureißen, die ihm eingepaßt ist.

1907 kehrt Picasso zur Unordnung zurück, zum Nichts, zur schwarzen Kunst, und füllt sein Atelier mit Tikis und Sibitis aus Ozeanien; er, der bereits die ägyptischen Skulpturen bewunderte, findet nun die entlegensten Quellen.

Bewunderer der ursprünglichen Profile, jagt er Götzen im unwegsamen Afrika. Er will die Kunst der Schwarzen der Kunst der Griechen gegenüberstellen.

In seinen Bildern erscheint die reine Plastik der einfachen und naiven Masken. Er dringt in dunkle Wälder ein, vernarrt in plastische Unschuld. Seine Chamäleonseele hockt auf einem anderen Baum und nimmt eine andere Farbe an. Von den Themen, die ihn persönlich berühren, wird er zum Plastischen und zur Farbe übergehen, für die es keine Worte gibt.

Das Wort Kubismus wird ertönen.

Aus der Vereinigung der Negerin und des Weißen wird ein weißes Kind hervorgehen. (Aber es wird die schwarze Mutter töten.)

Picasso begeht jedes seiner schönen Verbrechen mit der Eigentümlichkeit, sämtliche Spuren zu verwischen. So, wenn er sich mit schwarzer Kunst den Magen überlädt und jeden Tag Götzen mit Kartoffeln ißt und, als er sich satt fühlt, sagt: »Die schwarze Kunst? Kenne ich nicht.«

Ich, der ich den Verein der Götzen bei ihm zu Hause gesehen

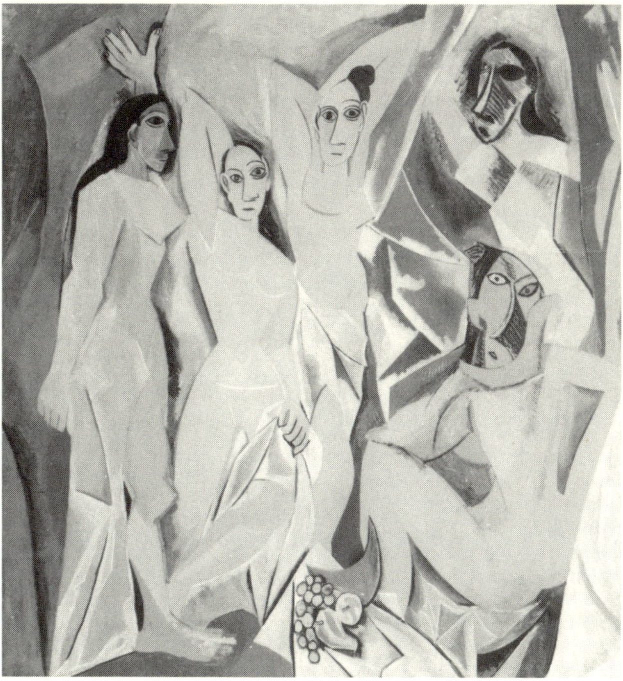

Desmoiselles d'Avignon
Paris, 1907
Museum of Modern Art, New York

habe, mußte lächeln angesichts dieser bewundernswerten Unverfrorenheit und mich fragen: »Wie konnte er nur so viele Götter töten und verschwinden lassen?«

Die »Fauves«, die »wilden Tiere« brüllen schon anderswo und erhitzen die Vision des götzendienerischen Entdeckungsreisenden.

Die »Fauves«, die enger mit der akademischen Entwicklung verbunden sind, haben den Neoimpressionismus für bankrott erklärt und verfahren in willkürlicher Weise mit der Natur. Sie machen die Fenster der Bilder transparenter, aber ihr Vorgehen ist formlos und verwildert.

Abermals wird zum Meister aller der Löwenjäger Cézanne, der so mutig war, seine Modelle als »Stilleben« zu betrachten, das heißt, als plastische Modelle mit geringer malerischer Relevanz, und sogar die Landschaft in dieser Weise behandelte.

Die »Fauves« waren der allzuoft gesehenen Anordnung der Bildelemente überdrüssig; sie wollten diese Elemente anders verteilen und machten sich daran, die bekannten Bilder zu deformieren, sie lediglich bestimmten ästhetischen Gesetzen zu unterwerfen. Sie beschäftigten sich mit dem Bild, aber sie vergaßen die Wirklichkeit.

Mit der kubistischen Strömung lassen sich die von den »Fauves« so geliebten Bildordnungen konstruieren, ohne daß deshalb die Wirklichkeit geopfert werden muß. Man kann und muß auf der vertikalen Ebene der Leinwand jene horizontale Ebene ausdrücken, auf der das Leben sich abspielt und die das Symbol der Wirklichkeit ist.

Als Gruppe leuchteten sie sich gegenseitig auf den Weg einer neuen Geburt, und sogar die Gesellschaft des Zöllners Rousseau war unnötig, jener großen unberührten Portiers-

seele, der, ein Schwarz-Weißer, die Bilder mit der Deutlichkeit eines weißen Schwarzen skizzierte.
Haupt der »Fauves« war Henri Matisse gemeinsam mit Derain, beide erklärte Feinde des Dekorativen, zu dem die Impressionisten gelangt waren. Eine ungebärdige Sinnlichkeit durchdringt sie.
Der »Fauvismus« oder die Gruppe der »Wilden« ist der freie Aufstand, dem es nicht gelungen ist, zu einer neuen Darstellung zu gelangen; deshalb markiert er den Augenblick, in dem Napoleon-Picasso in Erscheinung tritt.
Im Herbstsalon von 1908 rief Henri Matisse – andere sagen weniger bestimmt »ein Jurymitglied« –, als man ein Bild von Braque an ihm vorbeitrug: »Mein Gott, das ist ja Kubismus!«
Anderen Versionen zufolge waren es etliche Landschaften mit Häusergruppen in Form elementarer Vierecke, die Herr X, der Namensgeber der Schule, bereits an den Wänden der Ausstellung hängen sah, wobei er, am Ende seiner Geduld, vor einem der Bilder ausrief: »Noch mehr Kuben! Zuviel Kubismus!«

●●

Unverzüglich wird die »kubistische« Ästhetik entworfen, die viele im falschen Glauben erlebten, sie sei eine literarische Befreiung, während sie der größte Zwist zwischen der Malerei und der Literatur gewesen ist, der Kampf zwischen Ordnung und freiem Willen. Die ganze Ästhetik schäumt gleich im ersten Augenblick auf, als habe der Kubismus einen Taifun entfesselt.

Nun werden mal wieder so erhellende Fragen gestellt wie: Was ist das Schöne? Worauf der Unverfrorenste antwortet: »ein Blindenstreit« und Leibniz: »Es gibt nichts im Schönen, das nicht über das Schöne an sich hinaus in der Natur ist.«

Auf dieser großen Welle, die der Kubismus schlägt, treiben die großen Phrasen, die behaupten, die Kunst sei die große, die aufrichtigste, die schönste, ja sogar die wahrhaftigste Zeugin der Welt.

Der Mensch dieser Zeit scheint sich in die ästhetische Emotion gerettet zu haben und die Robinsonade der neuen Unternehmungslust zu leben. Kunst ist jedoch eine Bedrohung für jede Zeit, das, was sie zur Vernunft bringt.

Eine neue Befreiung geschieht; aber obwohl die Kunst wieder »vor-ästhetisch« wird – wie Gourmont gesagt hat –, ist die Ästhetik ihr bei ihren neuen Abenteuern beständig auf den Fersen. Ab und zu versucht eine Generation, die Welt neu zu erschaffen oder sie zumindest umzupflügen, so wie der Pflug notwendig das Unterste der Erde zuoberst kehrt. Aber es ist vergeblich, wenn der Künstler mit dem Fuß die Spur der Tritte verwischt, die er hinterläßt, damit der Kritiker seine Fährte verliert, denn das einzige, was der Ästhet nicht verzeiht, ist, daß man zu verkünden sucht, die Kunst habe keine transzendentalen Grundsätze. Kein Polizist ist so grausam wie der Geistliche, der den Atheismus verfolgt. Ein plötzliches Bremsmanöver hat die Malerei durcheinandergerüttelt, aber andere Chauffeure übernehmen stolz das Lenkrad, um eine exaktere Disziplin anzusteuern. Im Grunde ist das Anliegen des Kubismus disziplinarischer Natur; er will in der Malerei etwas mehr als Rebellion haben, etwas, das auf der Rebellion aufbaut.

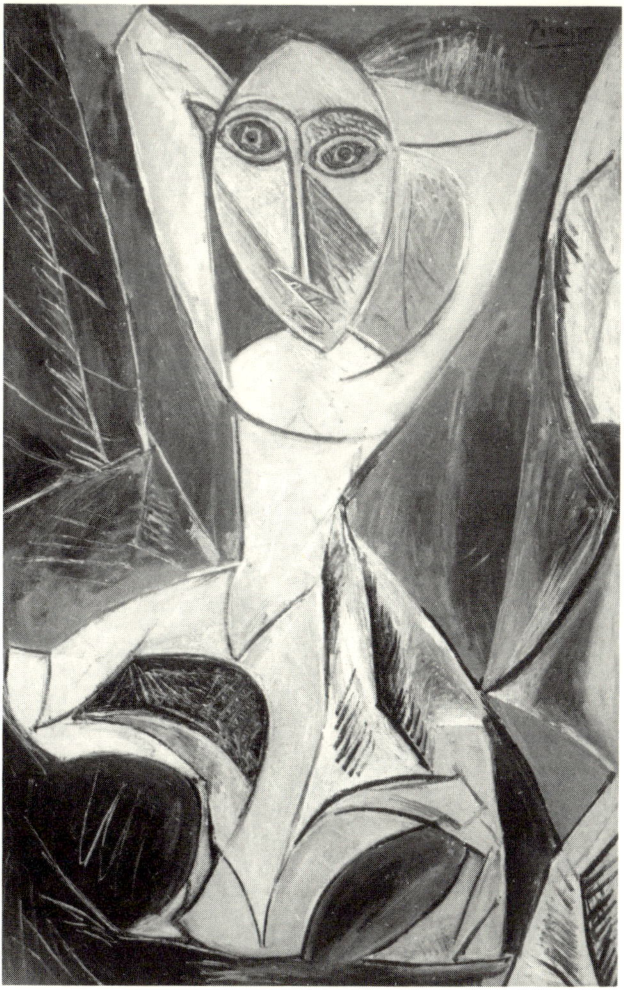

Akt mit erhobenen Armen
Paris, 1907
Privatsammlung

Sie fliehen vor der Natur wie vor einem großen Krankenhaus, als wäre alles in ihr bresthaft. Der Kubismus hatte bereits jene Vorstellung lanciert, in der die ganze Kühnheit der Moderne zum Ausdruck kommt: Die Kunst muß »erschaffen«, nicht »nachahmen«.

Nachdem man das vernommen hatte, zerbrach ein neuer Optimismus das alte Geschirr, von neuem Appetit getrieben, ließ die Gerichte und Beilagen der alten Kunst stehen und begab sich aufs freie Feld der neuen Inspiration.

In das knappe Programm mischen sich widersprüchliche Maximen; sie wollen die Kunst befreien, die an einer kurzen Kette liegt.

»Das Auge verformt, was es sieht. Denn wenn wir am Beginn eines Schienenstrangs stehen, sehen wir, daß die Schienen am Horizont zusammentreffen, obwohl sie weiterhin parallel laufen.«

Sie halten dafür, daß die Wahrheit des Geistes immer der Wahrheit der Sinne entgegengesetzt gewesen ist und daß Kunst das Bedürfnis ist, zu *erschaffen*, nicht *nachzuahmen*.

Sie brechen aus ihrer jahrhundertelang gewohnten bürokratischen Nachahmung aus, um sich der Spekulation zu ergeben.

Wie jede Jugend, droht diese kubistische Jugend mit dem Umsturz der Welt. Es gibt einen neuen Messianismus in jeder Generation. Er droht mit dem Erlöser.

Um all jene zu erschreccken, die zwischen Bäumen leben, und um die Wände der Welt mit einer neuen Emotion zu tapezieren, gibt sich die Kunst tatkräftig, oftmals jung. So erwachte sie am Beginn dieses Jahrhunderts, das zwar rechnerisch im Jahre 1900 beginnt, aber erst 1908 seinen Anfang nimmt.

Vor den Auslagen der Tapetengeschäfte habe ich über die Tragödie der Kunst nachgedacht. Ich kenne keine traurigeren Geschäfte für die Alltagsreligion als diese mit ihren Papierornaten für ewig wiederkehrenden Gewerbe.

Betrachtet man diese Geschäfte auf einer universelleren, höheren Ebene, dann betritt man die Geschäfte der Kunst und sieht den Künstler als Tapezierer, der die Emotion der Mauern und Bahnsteige des Lebens erneuern will, an deren Wänden ein Bild, das sich dort verewigt hat, ängstigt.

Eigentlich muß man der Malerei ihren Auftrag mit den Worten erteilen: »Malen Sie mir diese Welt anders an.«

Am Anfang versuchten die Lehrmeister der neuen Ästhetik Verwirrung zu stiften und sagten: »Der Gegenstand eines kubistischen Bildes liegt in ihm selbst, nicht außerhalb«, oder »ein kubistisches Bild stellt nicht mehr dar als sich selbst«, oder »der Gegenstand wird weniger betrachtet als verwandelt«.

Bisweilen gestanden sie halb im Scherz, halb im Ernst, was sie machen wollten, aber es war so einfach, daß das Publikum sich betrogen glaubte. »Wir wollen nur Dinge machen, die nichts nachahmen, die neue geometrische und konstruktive Wandteppiche schaffen.«

Da das Publikum sich mit diesem eindeutigen Bekenntnis nicht abfinden wollte, verstand man den Kubismus nicht. Der Betrachter wollte zu schlau sein.

Man sollte ihm eher das Wenige vorwerfen, das er sich vornahm, als das Viele, das man ihm zuschrieb. Man kann unmöglich eine Epoche der Buße und Belehrung vor den Schaufenstern der Dekoration aushalten. Man sollte ihn lieber ob seiner Strenge tadeln als ob seiner Delirien.

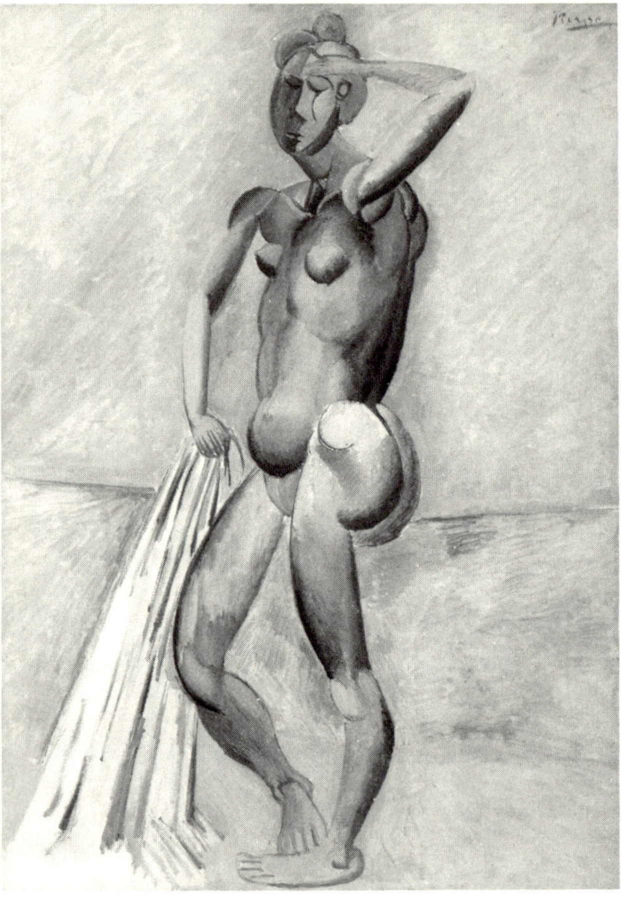

Badende
Paris, 1908/1909
Sammlung Bertram Smith, New York

Man griff auf alle möglichen Verfahren zurück, um der Interpellation zu entgehen.
Einem Kritiker, der sagte: »Eigentlich wirken diese Bilder nicht abstoßend auf mein Auge; aber da ich sie nicht verstehe, mag ich sie nicht«, wurde entgegengehalten:
»Was haben sie heute zu Mittag gegessen?«
»Austern.«
»Mögen Sie Austern?«
»Wahnsinnig.«
»Und verstehen Sie die Austern?«
Andere, die sagen »wir verstehen nicht«, erhielten die geistreiche Antwort:
»Man muß eben verstehen lernen ... Ich verstehe auch kein Latein und behaupte deshalb nicht, daß es kein Latein gibt. Man muß vor allem verstehen.«
An dieser Stelle der Morphogenese des Kubismus soll der Vorhang fallen und der dritte Akt dieses Dramas beginnen, das neun haben wird.
Es gilt die Herausbildung der bewußten Malerei zu sehen, die Entwicklung der modernen Kunst, die, wie andere Male in Italien oder in Spanien, jetzt in Frankreich entsteht.

●●●

David erscheint revolutionär, als er seinen Stein gegen die Auffassung der alten Kunst schleudert. Gleichwohl gibt es bei ihm noch nicht, wie bei Ingres, jenes Wissen über das Wirkliche, das in die althergebrachten Auffassungen eindringt, denn nur Ingres rettet sich davor, »die Statue zu malen«, und befreit auf diese Weise erneut die Kunst.

Später wird Lhote, um zu erklären, warum sie Ingres zum Maßstab erwählten, sagen: »Die ausdrückliche, sinnlich faßbare Verformung wurde notwendig, und deshalb haben die neuen Maler als Großen Meister den größten der realistischen Verformer erwählt, den Schöpfer der *Odaliske* mit ihren zwei überzähligen Wirbeln, der *Thetis* mit den der Natur nacherfundenen Formen, den großen zeichnenden Maler Ingres.«

Ingres, der große Zeichner und »Charakterisierer«, der sagte: »man muß bis zur Karikatur charakterisieren«, wird von seinen Nachfolgern anerkannt; aber sie fügen ihm die Farbe hinzu, die ihm fehlt, und geben jene Weichheit der Konturen auf, die kennzeichnend für ihn war.

Bei Ingres sieht man schon, daß etwas geschehen wird. Er strebt zum Klassizismus, denkt an Raffael, aber bei ihm gibt es schon eine naive Unschuld. Irgendwie macht sie seine Blicke frei.

Seine *Odaliske* ist in den Ateliers fast aller jungen Maler zu sehen.

Von David, der ein unvergänglicherer Maler geworden wäre, hätte er sich nicht dem revolutionären Bombast verschrieben, als Revolutionär behandelt, zeichnet Ingres in außergewöhnlicher Weise und wägt Formen und Farben mit der Akribie des Malers ab, aber ohne die Ehrfurcht, die David der Sache entgegenbringt.

Delacroix, der nach Ingres kommt, ist der Barrikadenrevolutionär. Seine Inbrunst ist eher rebellischer denn malerischer Natur. Da er kämpfen und schießen muß, vergißt er darüber andere Dinge, zum Beispiel jenen großen persönlichen Entwurf, ohne Überspitztheiten oder sonst etwas, in den sich der Künstler stellen muß.

Er ist der Schütze, der Mutige, der im Angesicht der Ungerechtigkeit wächst, die in der Malerei seiner Zeit herrscht. Mit seiner *divisionistischen* Malerei ist er der Vorläufer der Impressionisten.
Delacroix malt nicht vor dem Modell. Er bat es, sich zu entkleiden, warf eine rasche Skizze hin und verabschiedete es dann. »Ich weiß mein Bild auswendig, bevor ich es male«, pflegte er in romantischer Manier zu sagen. Er war ein Bündel malender Nerven im Rauschzustand.
Delacroix geht soweit zu behaupten, die Natur sei nur ein Wörterbuch, in dem man die Wörter nachschlägt.
Courbet hat einen eigenen Stellenwert in der Malerei, die einer aufsteigenden Linie folgt, aber wir können rasch über ihn hinweggehen, um zu Manet zu gelangen.
Manet, der mit dem Blick auf Courbet nachgedacht hat, öffnet mehr Fenster im Haus als jener Balzac der Malerei, neben dem Manet ein Zola ist.
Manet stellt auch – mit einer Unbefangenheit, die ihn spanische mit französischen Meistern vermischen läßt – Goya mit David gleich.
Mit seinem *Frühstück im Freien*, dem ersten Ausflug in die Natur ohne eine halb schwarze, halb weiße Palette, beeinflußt Manet die impressionistische Phalanx: Berthe Morisot, Renoir, Claude Monet, Pissarro, Sisley und Cézanne selbst.
1874 veranstalten sie alle zusammen eine Ausstellung in den Räumen des Photographen Nadar – der Baudelaire porträtierte –, und bei dieser Ausstellung entsteht aufgrund des Bildes von Monet, das den Titel trägt: *Impression: Aufgehende Sonne*, die Bezeichnung *Impressionisten*, die ihnen ein mittelmäßiger Kritiker in der Zeitung *Charivari* verpaßt.

(Eine Reise nach Holland hatte Monet auf die Spur gesetzt, so wie eine andere Reise nach Holland in Picasso die neue Kunde weckt.)

Nach den Worten Durets waren die Impressionisten die ersten, die den Blick direkt auf die Natur gerichtet haben, ohne zwischen sich und ihre Modelle die scholastischen Dogmen, Grundsätze und Rezepte zu schieben. »Die impressionistischen Maler malen im Licht.«

Die Impressionisten fanden das Numen des Lichts.

Die Impressionisten entdeckten das Licht als selbständiges Motiv, als leuchtendes Element, als Farbengeflimmer.

Es ist wie ein neues materielles, vermittelndes Element mit eigenen Ansprüchen, das das stereotype Erscheinungsbild der alten Malerei auflöst. Das Licht besitzt einen eigenen Herzschlag, den man festhalten muß.

Man hatte im Lauf der Zeit eine fiktive malerische Wirklichkeit konstruiert, wenn auch mit unleugbaren Vollkommenheiten innerhalb der Fiktion; die neue Bedeutung, die der Impressionismus dem Licht gibt, zerstört jedoch das Klischee.

Gauguin, der am Rande steht, findet nicht heraus, was er will, aber etwas ahnt er voraus. In seiner Schule in Pont-Aven lehrt er die Theorien der genialen Vereinfachung, der man die Natur unterwerfen muß; aber eines Tages flieht er, seiner eigenen Rebellion überdrüssig, nach Tahiti, um Techniken und Kniffe zu vergessen. Er ist der erste, der den Götzenbildern materiell nachgeht, bevor er sie nach Paris bringt, der durch Abwesenheit rebelliert wie Rimbaud, obwohl er sich später in einen Dekorateur tahitianischer Wände verwandelt. Vincent van Gogh ist der *Verrückte*, und deshalb berührt er Horizonte, die bislang unerreicht waren.

Sein starrer Wahnsinnsblick erreicht schon die geknebelte Perspektive und läßt sich auf Auflösungen der Farbe ein, in denen sich der Granatapfel der kompakten, tauben Farbe öffnet.
Sein Pathos lehrt Menschen, die vernünftiger sind, und doch muß man ihn zu den sicheren Vorläufern zählen. Er faselt, verrückt wie er ist, aber er stammelt Wahrheiten, die nur die Narren anderen voraushaben. Er füllt seinen Kopf mit Sonnenblumen, und nachdem er sein Haus mit der rauschhaften Farbe angemalt hat, schreit er wie ein Fahnenträger: »Das Gelb! Das Gelb!«
Renoir widmet sich mehr einem persönlichen und spontanen Werk; er besitzt nicht wie Cézanne den politischen Scharfblick dessen, der auf einen Wechsel der Regierung aus ist und sie als Präsident regieren muß.
In Renoirs Spontaneität wird es Momente geben, in denen er sich von seiner Mission, von der Hellsichtigkeit, die sich seiner bemächtigt, entfernt; Cézanne hingegen weiß von seiner harten Pflicht, weiß, was er mit aller Heftigkeit aussprechen muß.
Renoir beteiligt sich an der impressionistischen Vorstellung und am Sprung in die Abgründe der Zukunft, zu dem Cézanne ansetzt.
Renoir mischt alle französischen Traditionen: Delacroix, Ingres, Corot, Daumier; Cézanne hingegen nur die großen Meister der Welt, mit dem Blick auf Italien und Spanien.
Die Lebenslust mit ihren Picknicks und Trinkgelagen feiert bei Renoir Triumphe.
Der Ball und *Moulin de la Galette* sind wunderschön, vielsagend und angefüllt mit einer intensiven Atmosphäre.
Der Porzellanmaler aus Limoges kam mit einem kleinen

Pinsel nach Paris, der halb japanisch, halb für andere Dinge geschaffen war als zum Bildermalen. In Paris dürstete es ihn nach Vergnügen und Zerstreuung im Widerspiel zu seinem Hunger. Es war die Zeit des letzten Drittels des neunzehnten Jahrhunderts, in der ein ganzes Jahrhundert zur unverwechselbaren Reife einer verhängnisvollen Schönheit gelangt war. Aus der Naivität des Porzellanmalers heraus sah Renoir klarer als irgend jemand sonst das Gesicht, das die Epoche inmitten des Nordlichts der Lebenskurve machte, und an der Grenze des Fortschritts malte er unter einer Sonne mit mehr Kerzen als jene, unter der man bisher gemalt hatte, die leicht feierliche und ernsthafte Sinnlichkeit dieses eindrucksvollen Jahrhundertnachmittags.

Doch Cézanne ist der Meister, der den Massen, die frei sind bei Delacroix und zu akademisch bei Courbet und Manet, geniale Plastizität verleiht. Deshalb hat man gesagt, Cézanne sei für die Malerei das gewesen, was Bonaparte für die Revolution war.

Es gibt bei Cézanne schon einen Harlekin, den ersten *Picasso*-Harlekin, das heißt die erste Figur im Gesellschaftsanzug des Poeten.

Den Charakter erfaßt Cézanne wie niemand sonst, und er schafft eine neue Skala plastischer Werte.

Alles bei Cézanne hat seinen festen Platz, aber nicht mit Hilfe jener Haken, mit denen die Photographen ihre Modelle fixierten, die deshalb aussahen, als würden sie von hinten erdrosselt.

Er wollte konstruieren, in Opposition zum kopierenden und rein visuellen Realismus seiner Epoche. Den Klein-Klein-Zergliederungen setzte er die Massierungen und plastischen Werte der Dinge entgegen.

Cézanne ist der wahre Vater der kubistischen Bewegung, ähnlich wie Courbet, der 1850 etwas anderes in die Dispute zwischen Klassikern und Romantikern einbrachte. 1849 geboren, lebt er bis 1906.

Er ist gerecht gegenüber Delacroix, den die anderen vergessen; er kennt sämtliche Maler seiner Zeit, und die intensive Beschäftigung mit der Farbe verdankt er seiner Freundschaft mit van Gogh.

Waise und reich in der Hälfte des Lebens – sein Vater vererbt ihm ein Vermögen von zwei Millionen –, widmet er sich der Erfindung und kann in unabhängiger Aufrichtigkeit leben.

Der Impressionismus bewegt ihn nicht: er findet, daß ihm etwas fehlt, wenn er sagt, man müsse »aus dem Impressionismus etwas Dauerhaftes machen wie die Kunst der Museen«.

Cézanne trank die erste Tasse reiner Milch, mit der die Kunst seit Giotto gefrühstückt hatte.

Die Milchmänner der Welt hatten jahrhundertelang jeden Morgen verfälschte Milch geliefert – man weiß nicht genau, wie viele Liter.

Cézanne war es, der Sätze sagte, die wie das Geheimnis der neuen Schule wirken: »Man muß die Natur durch den Zylinder, den Kreis, den Kegel darstellen, das Ganze perspektivisch gestaltet, das heißt, daß jede Seite eines Gegenstands oder einer Fläche auf einen Fluchtpunkt ausgerichtet ist.«

(Schon Ingres hatte gesagt: »Um zu schönen Formen zu gelangen, muß man rund modellieren, ohne innere Einzelheiten«, und er fügte hinzu: »Die Beine sollen wie Säulen sein.«)

»Zeichnet euer Ofenrohr«, sagte Cézanne.

(»Lernt euren Zylinderhut zeichnen«, hatte auch Ingres gesagt.)

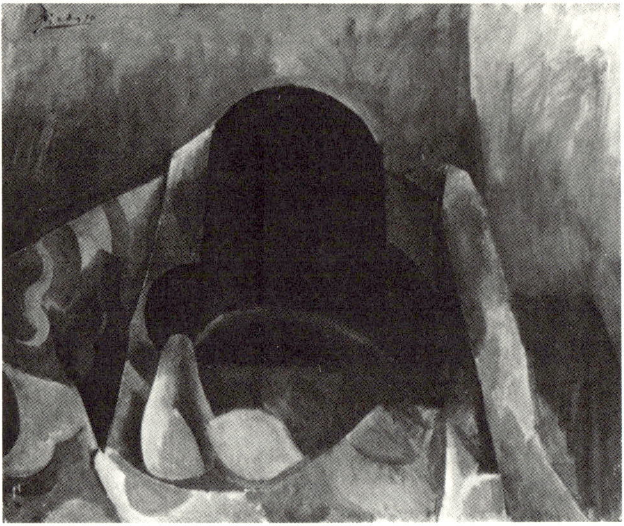

Stilleben mit Hut (Cézannes Hut)
Paris, 1909
Privatsammlung

Cézanne hatte ungewöhnliche Ideen – so das Blau, das man in das Bild mischen muß –, die der Kubismus attackieren wird, der nicht an die Atmosphäre glaubt, sondern an den Begriff des Gegenstands in der Leere der Erkenntnis. Cézanne sagte so vorausweisende Dinge wie: »Bei jeder Malerei geht es darum, ob man der Luft nachgibt oder ihr widersteht. Der Luft nachgeben, heißt die Lokalfarben verleugnen; ihr widerstehen, heißt den Lokalfarben ihre Kraft, ihre Vielfalt geben.« Bereits in einem seiner Briefe aus Aix schreibt er im Jahre 1904: »Das Licht existiert nicht für den Maler.«
Ganz zum Schluß erscheint Seurat, als verhängnisvolle Brücke.
Seurat betont das Gesetz des Kontrasts und festigt den Impressionismus mehr als irgend jemand sonst; sein Anliegen richtet sich schon auf die Geometrie und die Komplementärfarben.

●●●●

Nach Seurat folgen als nächstes Kettenglied in der wahren Geschichte des Kubismus die »Fauves«.
Es ist an der Zeit, zu den reinen Gründen der neuen Schule zurückzukehren, denen alle in dringlich einberufenem Konklave nachspüren, um zu verhindern, daß die Entdeckung verlorengeht.
Hernach, im fünften Akt, werden die persönlichen Gründe Picassos im Rampenlicht stehen, und dann werden die Geschichten seiner Epochen in den Schlußakten fortgesetzt. Die Regeln seines kubistischen Klosters waren streng. Man

fürchtete, von einer Lawine von Konvertiten überrollt zu werden; doch in seiner Einsamkeit und in seiner schmucklosen Strenge begannen schon die Festlichkeiten, die Gelage, die überschäumenden Leidenschaften, die Verkündung des Unerhörten.
In die Kunst, jene *barmherzige Lüge*, mischen sich neue Täuschungen, neue Probleme bis zur nächsten Nummer, neue Köder, um zu leben.
Die einschläfernde Malerei, in der alles eine diffuse Wolke war, wurde von jener anderen verdrängt, in der alles Klarheit war.
Die Impressionisten stellten die Dinge nach dem Gesetz des Augenblicks dar, geschmückt mit vergänglichen, farbigen Azaleen. Sie waren das blendende Licht hinter einer Tür, die sich zur Freiheit öffnet.
Auf den ungesunden Übergang von der kräftigen zur schwachen Farbe antworten die Impressionisten ungehemmt, indem sie hell auf hell malen.
Ein Satz wie der von Berthe Morisot konnte nicht der Kunst entstammen: »Angesichts der Werke Monets wußte ich, auf welche Seite ich den Sonnenschirm plazieren mußte.« Außer Wirklichkeit gab es nunmehr Licht; aber das gibt es in der Natur, und was man in der Kunst suchen muß, ist die verstandesmäßig erfaßte Natur, die einem besonderen Prisma unterworfen ist.
»Das sieht ja aus wie schmelzendes Eis!« sagte eine spöttische Dame vor einer anderen Leinwand Claude Monets.
Man erlebte eine andere Art, die Wirklichkeit zu benennen, deshalb legte man die erlernte Mnemotechnik ab, das zurückgebliebene Fassungsvermögen, für das die neue Fähigkeit wie eine neue Unkenntnis ist.

Für die Kubisten war die Wirklichkeit eine Wirklichkeit der Erkenntnis, eine Wirklichkeit des gedanklichen Vermögens: »Die Kunst« – wie Apollinaire sagte –, »neue Bildordnungen zu malen mit Elementen, die nicht der sichtbaren Wirklichkeit entnommen sind, sondern der Wirklichkeit der begrifflichen Vorstellung.«

Mit keinem anderen Element als dem der Ähnlichkeit malen sich in den Augen und in der *Seele* der Tiere die Landschaft und die Dinge ab. Läßt sich damit der Stolz des Künstlers rechtfertigen?

Der im Impressionismus befreiten Sensibilität fügt der Kubismus den Triumph des Verstandes hinzu.

Der Kubismus spricht Sätze aus, die bislang unausgesprochen waren, so jenen vom »Spiel der Kräfte der Landschaft«. Welche Ängste durchlebt er, wenn er an den Raum denkt! Täuschen wir uns nicht; der Kubismus ist keine Spiegelfechterei, sondern eine »offensive Wiederkehr dessen, was man Schule und Disziplin nennt«.

»Technik! Technik!« sagten die Künstler, ohne zu wissen, daß es heruntergekommene und gescheiterte Techniker gibt, die viel mehr Technik besitzen als die Künstler, aber keine Künstler sind.

Es gibt Worte, auf die man zurückgreift, um größere Verwirrungen zu stiften. So sagte man damals: »Das ist Malerei!« So wie man heute bei allem Unverständlichen und Ketzerischen sagt: »Das ist Poesie!«

»Malerei! Malerei!« bittet Picasso, und deshalb ruft er vor einem impressionistischen Bild aus: »In diesem Bild gibt es Regen, Bäume, Häuser, nur keine Malerei!«

Der Kubismus ist eine Reaktion gegen das Sensible oder Sensorische. Die Schule will, daß der Verstand konzipiert,

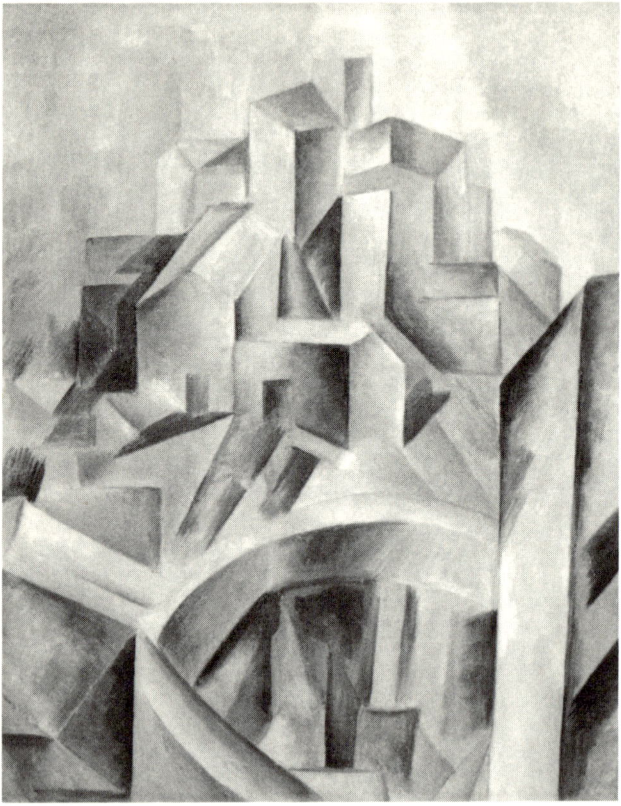

Horta de Ebro
Horta de Ebro, 1909
Privatsammlung, New York

was man nur gesehen hat, daß im Raum überformt wird, was man nur in der Perspektive gesehen hat.
Braque, der Theoretiker der Lehre, sagte: »Die Sinne verformen, aber der Geist formt.«
Es handelt sich um eine der schönsten Rebellionen des Menschen gegen den Schein.
Der Kubismus verfügt über mehr Ausdrucksmittel als die gewöhnliche Perspektive, denn er besitzt die konstruktive Dimension wie jede Malerei, die geistige Perspektive wie die Primitiven, die Farbe im Sinne von *Materie*, wie die Alten, und die chromatischen Farben wie die Impressionisten, wenn auch mit anderer Bedeutung.
Das Eindringen der trügerischen Linie zwischen Farbvariationen ohne plastische Bedeutung wird im Kubismus korrigiert, der nur Farbverbindungen, große Synthesen, klare Ideen zuläßt.
Der Impressionismus hatte die Augen erzogen, der Kubismus erzog den Geist.
Das zentrale Problem, das sich der Kubismus stellt, war die gewaltige Schwierigkeit, eine glatte Oberfläche zu beleben, wobei er sein Bewußtsein bis zu einem Punkt verengte, wo er die Gesetze der Perspektive nur in bezug auf diese Fläche anwandte und sich nicht *auf ihr* bewegte, um zur Projektion einer spiegelartigen Darstellung zu gelangen. Für den Kubisten war die Leinwand *schwarz*, und die Figuren und Abbildungen sollten auf ihr wie Lehrsätze aufgestellt werden, die zum ersten Mal dessen entbehrten, was das Bild von einem belegten Spiegel haben konnte.
Bei dieser Rekonstruktion des Dargestellten mußte nach den Worten Braques die im Geist existierende »Menschlichkeit« geopfert werden, die den Menschen von der Voll-

kommenheit trennt. (So versteht man, wie bewundernswert Ortega war, als er von der Vertreibung des Menschen aus der Kunst sprach.)
Der Maler will nicht drei Dimensionen vortäuschen, wo die Malerei doch nur über zwei verfügen kann. Er will zum ersten Mal aufrichtig sein und lediglich die Wirklichkeit auf einer glatten Oberfläche entfalten. Alles wird erhellt durch ein anderes inneres Licht, durch eine Plastizität, die entschlüsselt worden ist.
Sie wollten vor allem die *unversehrte Oberfläche* respektieren, ein weiterer puritanischer Begriff des Kubismus. Deshalb muß der Kegel, der auf einer Oberfläche dargestellt wird, die unversehrt bleiben soll, durch einen Kreis und ein Dreieck dargestellt werden, die einzigen Andeutungen, welche die unversehrte Oberfläche zuläßt, die unmöglich als Vertiefung betrachtet werden kann.
Sie wollen nichts von dem, was sie nicht haben können, also keine Dynamik, sondern ein gutes und reines Gleichgewicht.
Schon die Farben haben eine unterschiedliche Qualität, sie sind reine Kontraste, materielle Unterschiede und nicht die sklavische Kopie der dargestellten Farben. Die Achtung vor der Oberflächengestaltung geht endgültig verloren.
Die Kubisten wollen sich an ein einfaches und scheinbar strenges Gesetz halten. Sie hatten große Angst vor malerischen Abschweifungen, die zu wer weiß welcher Dekadenz führen konnten. Für die Kubisten ist die Malerei »die Darstellung eines Ausschnitts der Wirklichkeit auf einer Oberfläche unter einem bestimmten Aspekt«.
In der Tat: Der Mensch kennt die äußere Welt nur dank seiner Fähigkeit der Übertragung und der Bewegung. Völlige

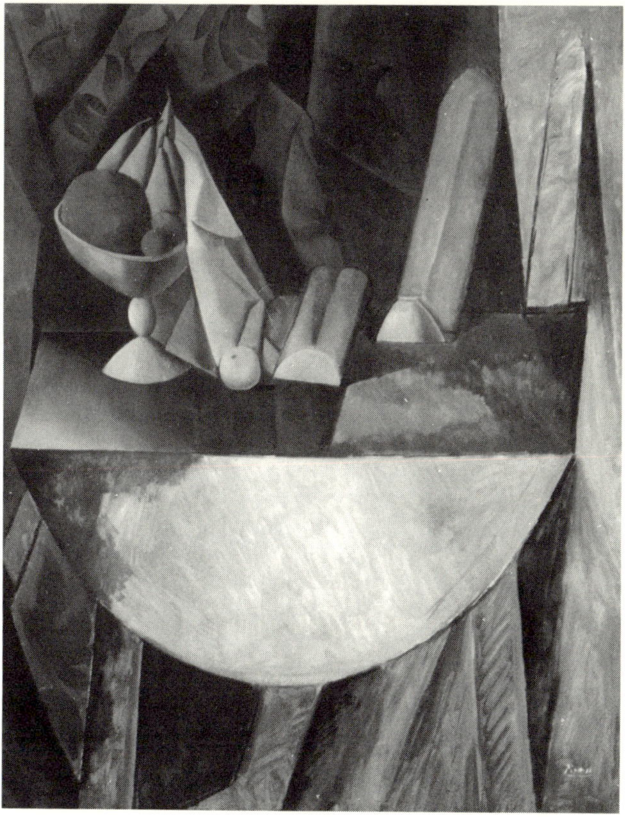

Brot und Obstschale auf einem Tisch
Paris, 1909
Kunstmuseum Basel

Bewegungslosigkeit würde den Menschen dazu verurteilen, weder einen Begriff noch Kenntnis von der Tiefe zu haben. Der Raum wäre für ihn ein *einziger Aspekt*, ein flaches Bild. Man muß erkennen, daß diese Malerei für Paralytiker als malerisches Ideal kaum Interesse fand.

In der Stunde des Kubismus ging es darum, eine große Anzahl von Entdeckungen zu ordnen, die von den herausragendsten Malern gemacht worden waren, Entdeckungen, die sie ihrer Bewegungsfähigkeit verdankten. Man mußte der Bewegung fähig sein, um ein Bild zu konstruieren, so wie Uccello die Fähigkeit des Sehens gelehrt hatte.

Man betrachtet den Gegenstand als einzigen Anlaß der Bildgestaltung, ohne das Umfeld zu berücksichtigen.

Sämtliche Verkürzungen, Erhebungen und Einzelheiten, die bei der Betrachtung deutlich werden, können um eine zentrale Idee des Gegenstands herumgruppiert werden. Die Anatomie, zu der Tast- und Gesichtssinn einem Gegenstand verhelfen, der als Modell dient, konnte vom Künstler übersteigert werden.

In der Verteilung dessen, was die zentrale Grundlage des Bildes sein sollte, in der Art und Weise, wie die Einzelheiten verteilt waren, und in ihrem Verhältnis zueinander lag die Originalität oder die persönliche Stärke jeder dieser Maler, die sich auf die Konjugation der Formen einließen.

Zwei gestalterische Kräfte bekämpfen sich und beziehen ihre Dynamik voneinander, eine vertikale und eine horizontale; dabei werden Gesetze des Gleichgewichts und der Ausbalancierung berücksichtigt, die man früher nicht beachtet hatte.

»Kunst«, so sagten Ozenfant und Jeanneret, »ist der Augenblick, da der Mensch nicht die Natur in Betracht ziehen darf, sondern nur sich selbst; es gibt keinen obligaten Umgang mit der Natur; wenn diese schön erscheint, dann nur in Beziehung zum Menschen und weil sie flüchtig die geometrischen Anordnungen nachahmt, die das geometrische Tier, das wir sind, beeindrucken.«

Die Gegenstände haben eine Vorliebe füreinander, sie besitzen eigene Gesetze, sie versammeln sich nicht nach Maßgabe einer optischen Illusion, sondern gemäß ihren plastischen Eigenschaften und ihren Analogien.

Rein plastisch gesehen ließe sich nicht behaupten, ein trapezförmiger Tisch sei plastischer als ein rechteckiger.

Die Kubisten sahen vom unterhaltsamen Schein der Dinge ab und schufen, geometrischen Drechslern gleich, den Gegenstand nach einer absoluteren Idee.

In der gedanklichen Welt äußert sich die Form durch ihre Beschaffenheit und ihre Dimension, obwohl es bisweilen geschehen kann, daß die sehr ausgeprägte Beschaffenheit einer Form ihre genaue Dimension vergessen läßt.

Zur Untermauerung des neuen Gesetzes pflegten die Kubisten das folgende Beispiel zu zitieren: »Ein Ausschnitt des Eiffelturms kann als höher dargestellt werden als der ganze Turm. Denn dieser Ausschnitt, den wir aus der Nähe gesehen haben, hat uns ob seiner Größe beeindruckt, und dieser Umfang hat sich uns kraft seiner exakten Dimension eingeprägt, während der ganze Turm durch die altbekannte Beschaffenheit seiner Form in uns existiert und mit einer fiktiven Dimension in uns leben kann.«

Das Umgekehrte ließe sich von anderen Gegenständen behaupten, die nicht so bestimmt sind in der Beschaffenheit ihrer Form wie der Ausschnitt des Turms und dem Betrachter nicht ihre Dimension einprägen. Selbst wenn wir in diesem Sinne an einen Stein denken, den wir gesehen haben, sind wir immer versucht, eine Handbewegung zu machen, um zu sagen: »So groß.«

Man bestimmte, daß man diesen Gegenständen die Beschaffenheit einer imaginären Form geben konnte.

Da die Erkenntnis Ergebnis einer Reihe von Beobachtungen ist, können diese gedanklichen Formen nicht in einem bestimmten Augenblick, das heißt im flüchtigen Licht eines Augenblicks, existieren.

Der Kubismus bestimmte, daß es widersinnig wäre, eine Welt von Formen mit einer Formgebung ausdrücken zu wollen, die nur der mehr oder minder dauerhaften Wirkung einer Lichtquelle geschuldet wäre.

So wie ein Glas rund ist im Licht des Denkens, obwohl wir es unzählige Male mehr oder minder elliptisch wahrgenommen haben, ist das Gesicht eines Menschen *fleischfarben* trotz der Einwirkung des Lichts, und die gekalkte Wand der Kirche ist weiß, trotz der untergehenden Sonne, die sie vergoldet.

Matisse und die *Fauves* hatten die herkömmlichen Aspekte des Bildes aufgelöst, aber sie hatten sich zu einer Formlosigkeit hinreißen lassen, gegen die die Kubisten reagierten. Sie wollten das Denken in der Bewegung darstellen, während man doch den Gegenstand darstellen mußte, vor dem man denken konnte.

Die Kubisten retteten nicht nur die Form jedes Dinges, sondern auch seine *Lokalfarbe*, das heißt den Ton, den ein Gegenstand im Licht der Wahrheit besitzt, wenn er noch nicht an den ihn umgebenden Lichtverhältnissen teilhat. Die *Lokalfarbe,* die die Impressionisten den augenblicklichen Lichteffekten geopfert hatten.

Diese unveränderlichen Lokalfarben nannten die kubistischen Maler »Materien«, und ihr neues Axiom lautete: »Die *Materie* existiert im Denken ebenso wie die Form im Licht.« Für den Kubisten heißt Lichtgebung Enthüllung; Farbgebung heißt Bestimmung der Beschaffenheit des Enthüllten.

So wie die Bilder sich von einer visuellen Beobachtung zur anderen verknüpften, bis sie die primitive oder Kavaliersperspektive bildeten, bis sie in der Renaissance in einem lebendigen Zentrum (Fluchtpunkt) zusammentrafen, so tendieren die gegenwärtigen Bilder des Geistes dazu, sich in einer anderen Perspektive zu versammeln und zu ordnen, die einige als die *Perspektive des Geistes* bezeichnet haben. Im Gegensatz zur italienischen Perspektive, die bestrebt ist, aus einem Bild eine Vertiefung zu machen, geht die neue Perspektive von der Leinwand aus, die als Basis für den Aufbau des Motivs betrachtet wird.

Es ist durchaus möglich und sogar notwendig, auf einem Bild bestimmte Flächen visuell wiederzugeben, aber auf diese Bilder die sogenannten »Materien« aufzutragen, hieße ihnen einen bloß visuellen Wert geben, den sie nicht haben dürfen. Auf den unvermeidlichen Formen dürfen *lediglich Farben* existieren.

Wenn man einen Schüler der Kunstakademie die italienische Perspektive gelehrt und ihm gesagt hat, daß die Hervorhebung nur durch einen mehr oder minder betonten Helldunkel-Kontrast, durch den Kontrast der kalten und warmen Töne der verschiedenen Farben ausgedrückt wird, dann kann sich dieser Schüler nur durch Arbeit und Sensibilität retten: Die Lehren sowohl der alten als auch der neuen Perspektive müssen kurz sein.

Erst nach vier Jahrhunderten fand die Zentralperspektive ihre Farben bei den Impressionisten. Vor den Impressionisten verwendeten die Maler in ihren Bildern nur ewige Farben, mit denen sie augenblickliche Aspekte ausdrücken wollten.

Die Impressionisten fanden die augenblicklichen Farben dieser Aspekte. Sie waren die Maler der Augenblicklichkeit. Die Impressionisten täuschten sich jedoch, als sie immer den Augenblick einer Materie ausdrücken wollten, denn die Materie hat einen festen Ort und einen beständigen Ausdruck.

Im Gegensatz dazu sollen die Farben oder, besser gesagt, soll *die Farbe* der kubistischen Perspektive nicht danach streben, die Materie in ihrer augenblicklichen Erscheinung auszudrücken, da die Materie ein unveränderliches Signum besitzt. Die Verwendung der Farben durch die Kubisten gehorcht einer chromatischen Skala, die sich im Sinn von Tiefe entwickeln wird.

Die Farben können auch als etwas betrachtet werden, das den Formen unterworfen ist, die sie ausdrücken. Eine Farbe kann, wie eine Form, eine Bedeutung besitzen ob ihrer Beschaffenheit oder ihrer Dimension. Ihre Beschaffenheit ist ihr chromatischer Ort, und ihre Dimension ist ihre Intensität: Wenn sie abfällt bis zu ihrer Negation, ist sie schwarz, wenn sie ins Unendliche steigt, weiß.

Man könnte gleichsam mathematisch folgendes Verhältnis bestimmen: Die Beschaffenheit einer Form verhält sich zu einer bestimmten Farbe wie die Dimension dieser Form zu ihrer Intensität.

So entstanden im Kubismus die Zustände reiner Schatten, die ihm den stärksten plastischen Wert hinzufügten. Die

Dinge müssen nicht in grauen Übergängen akzentuiert werden, um zum Kontrast zu gelangen. Das Weiß einer sauberen Schnittlinie muß auf das Schwarz einer anderen treffen. Die Ecken der Dinge erhalten auf diese Weise ihre dramatische Plastizität, da die Materien sich differenzieren.

Man suchte nach optischen Empfindungen, die so tiefen psychologischen Gesetzen gehorchten wie dem, das bewirkt, daß der Stier nur durch Rot gereizt wird.

Wie man noch sehen wird, war der Kubismus eine spekulative Kunst. Metzinger, der ihn als einer der ersten definierte, sagte: »Ohne irgendeinen literarischen, allegorischen oder symbolischen Kunstgriff, nur durch Abwandlungen von Linien und Farben, kann ein Maler in ein und demselben Bild eine Stadt in China, eine Stadt in Frankreich und Berge, Meere, Flora und Fauna, Völker mit ihren Wünschen und ihrer Geschichte und darüber hinaus alles zeigen, was sie in der äußeren Wirklichkeit trennt, Raum oder Zeit, etwas Konkretes oder rein Gedankliches, nichts widersetzt sich dem Ausdruck in der Sprache des Malers.«

So glaubt der Kubismus, daß die durch Erkenntnis gewonnenen Elemente zur besten Darstellung des Motivs verhelfen. Die Wahrheiten des Verstandes sind sicherer als die scheinbaren Wahrheiten des Gesichtssinns. Die Kubisten spürten, daß etwas tief in ihnen rebellierte, wenn sie auf einem Bild eine Straße sahen, die sich zum Horizont hin verengte, oder ein oval dargestelltes Glas. (Schon die Ägypter stammelten so etwas, als sie ein von vorn gesehenes Auge in ein Gesicht im Profil plazierten.)

Die Erfindungen der Kubisten können in zwei Kategorien eingeteilt werden: Erfindungen perspektivischer und solche ethischer Natur.

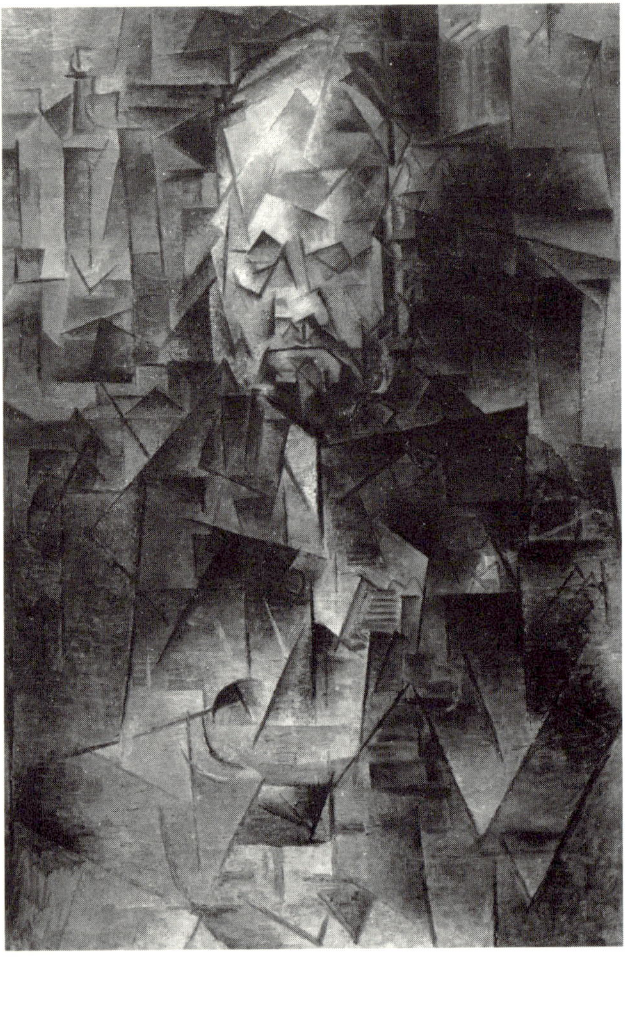

Portrait von Ambroise Vollard
Paris, 1910
Pushkin Museum der Schönen Künste, Moskau

Die ersten sind jene unzerstörbaren Überzeugungen des Geistes, die, einmal organisiert, das Bild konstruieren werden. Die zweiten sind alle Erscheinungen plastischer Art, die am Ausdruck der Bildelemente beteiligt sind und sie entweder bekräftigen oder korrigieren.
Eine der strittigsten Fragen beim Erscheinen des Kubismus war der ewige Kampf zwischen Form und Farbe. Die Maler des reinsten Kubismus haben der Form das Übergewicht gegeben mit der Begründung, die Form habe für die Menschen eine solidere Existenz als die Farbe, denn das, was das Auge lehrt, könne durch den Tastsinn korrigiert werden. Das Farbgefühl dürfe daher keinerlei Kontrolle ausüben. Die Farbe dient nur dazu, uns die Existenz einer Form zu offenbaren, von der sie sogleich überlagert wird.
Bernstein sagt, daß die Menschen der Zukunft vielleicht das Weiß anders empfinden werden. Es ist sehr wahrscheinlich, daß das Unerforschte einen gewaltigen Raum einnimmt. Die Entwicklung schreitet sehr rasch voran. Geiger zufolge wird in den Gesängen des Weda nicht zwischen Rot und Weiß unterschieden. Heute unterscheiden wir sehr viel mehr Farben, und in der Zukunft werden die Maler neue Überraschungen entdecken, so wie die Physiker herausfanden, daß in den dunklen Regionen des Sonnenspektrums, außerhalb des Roten, das Thermometer Wärmestrahlen anzeigte, und jenseits des Violetts die ultravioletten und die infraroten Strahlen entdeckten.
Alles, was an die Photographie grenzt, ist abstoßend, denn die Photographie ist ein prähistorisches Auge. Das Auge muß denken; seine Sympathie gilt der Beschaffenheit, der Tiefe, der Proportion, dem Charakter.
Nicht allein die Physiognomie der Dinge ist interessant,

sondern auch ihre Materialität, ihr zäher Begriff, der sich sogar mit uns anlegen muß.
All dies muß außerhalb der Abstraktion der alten Perspektive behandelt werden, mehr in der unerbittlichen Wirklichkeit.
Man muß mit den Massen rechnen, muß die Gegenstände *übersetzen,* die lebendigen Gegensätze entdecken, die zwischen den Dingen bestehen.
Wie man aus der ganzen kubistischen Begrifflichkeit ersehen kann, die ich mit Mühe und unter Schwierigkeiten zusammengetragen habe, war einerseits die Regel sehr eng gefaßt, während man andererseits danach strebte, zu einer möglichst umfassenden Sicht zu gelangen, indem man den größtmöglichen Raum immobilisierte und aufeinanderfolgende Vorgänge im Raum darstellte.
Zum einen interessierten den Künstler nur zwei Dimensionen, zum anderen machte er sich die zufällige Taufe zunutze, die der Schule den Namen Kubismus gegeben hatte, und wollte die Dinge kubisch machen, um die drei Dimensionen des entschlüsselten Raums darzustellen, ohne die Tiefe mit einer fiktiven Dimension auszudrücken, wie es die alte Perspektive tut.
Einige, die allerstrengsten, möchten die Natur auf ihre Proportionen reduzieren. Die anderen, anstatt zu präsentieren, was »die Natur ihnen gezeigt hat«, wollen »Lehrmeister der Natur sein« und ihr die Neuerung zeigen.
Trotz alledem sind die Bilder des Kubismus keine kalten Bilder, so sehr sie auch mit Zirkeln operieren und die Pinsel in Lineale verwandeln; vielmehr entspringt alles, was er unternimmt, einem verzweifelten, ungestümen Idealismus, dem das Mißlingen um seiner reinen und exzessiven Ver-

zweiflung willen, um seiner fanatischen Strenge willen eingeschrieben ist.

●●●●●

Bewußt habe ich aus der Ästhetik der kubistischen Gruppe – die gänzlich von Picasso bestimmt ist – die Richtigkeit und den Scharfsinn einiger ihrer Ideen ausgespart. Der kubistischen Ästhetik, welche die zehn oder zwölf Apostel des Kubismus verkünden, steht die Picassos gegenüber, die nüchternste von allen.

Severini geht so weit zu behaupten: »Der wahre Maler erschafft zuerst den Gegenstand und sucht ihn dann in seiner Umgebung.« Und Braque: »Was man erschaffen will, darf man nicht nachahmen.«

Picasso verlangt vom Maler härtere Arbeit; einmal sagt er: »Wenn mich ein Maler fragen würde, was er als erstes tun müsse, um einen Tisch zu malen, würde ich ihm sagen: ihn abmessen.«

Juan Gris sagt: »Die Malerei ist eine Art flache und farbige Architektur.«

Mit Picasso fordert der Kubismus seine spanische Tradition ein. Keine Malschule hat dem Raum so viel Beachtung geschenkt wie die spanische. Jemand hat gesagt, die Tendenzen der Malerei schwankten zwischen zwei Polen: Spanien und Orient. Während in Spanien die Tiefe stets die Obsession der Maler war, war es im Orient die Dekoration der Bildfläche. In Spanien war die Malerei immer Konstruktion; im Orient Komposition. Zwischen diesen beiden Polen empfand die italienische Renaissance auf ihrer Flucht vor der Dekoration die Notwendigkeit des Raums; um beide Tendenzen ausdrücken zu können, mußte sie notwendig die Perspektive des *Auges* schaffen.

Picasso, Schöpfer der französischen Renaissance, gleichsam das Echo der spanischen, tat den gewaltigsten Schritt in der Perspektive des Raumes.

Bei seinen Spaziergängen durch die spanischen Paläste und Museen hatte Picasso jene aus hartem Stein gefertigten Tische gesehen, die etwas von Terrassen hatten, die sich noch in geschlossenen Räumen befinden.

Die Vorstellungskraft wanderte barfuß über jene Tische, in denen die Mandolinen in der Tiefe des Marmors erklangen und in denen in Perspektiven, die nur auf der Beschaffenheit der Steine beruhten, Flächen schlummerten, die der Maler mit seinen Winkelmaßen vergessen hatte.

Das Marmorgestein dieser Tische enthielt bereits jenes Notenpapier, das auf den kubistischen Bildern erscheint, und jene Schnipsel eines Dokuments oder einer zusammengefalteten Zeitung, mit denen der Künstler den idealen, unordentlichen Tisch zu Ende komponierte.

Vielleicht, daß neben diesen Spaziergängen über die Terrassen dieser Marmorsteine auch noch irgendein Steinmetz-Großvater unter Picassos Ahnen existierte und dies sich ihm instinktiv eingeprägt hatte?

Das Publikum sieht im ganzen Kubismus nichts als einen Bluff Picassos; aber wie Cocteau gesagt hat: »Bluff kann durchaus am Ursprung einer Entdeckung stehen.«

Es beruhigt sich nicht einmal angesichts des Wunders, daß diese Kunst den Wahlspruch einer Epoche gefunden hat, der Welt eine neue Krawatte umbindet und einen Strich durch ihre Starrköpfigkeit macht.

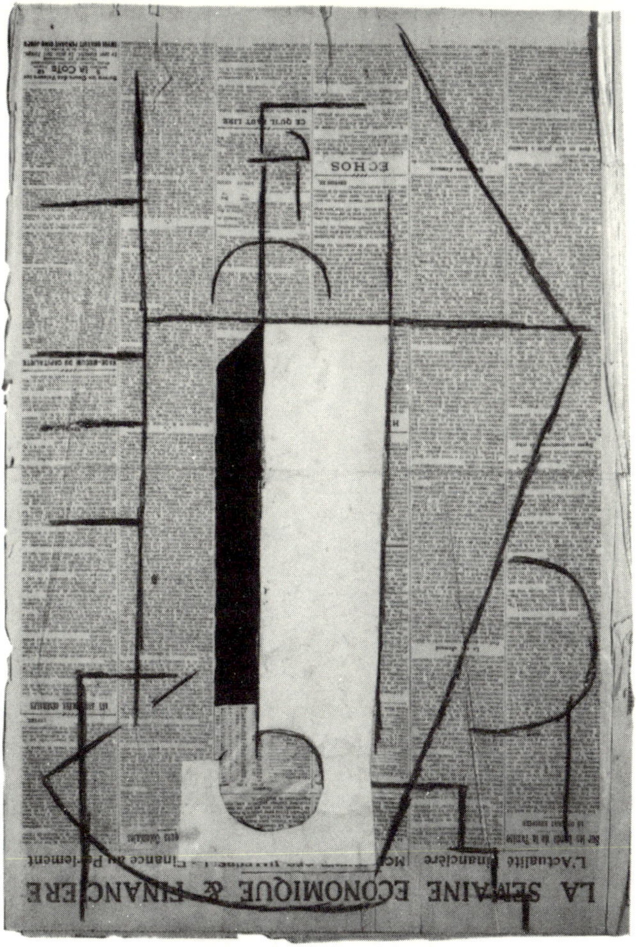

Flasche auf einem Tisch
Paris, 1912
Picasso Museum, Paris

Picasso markiert etwas, das eine nie dagewesene Ziffer trägt, eine andere Epoche. Eine unbekannte malerische Zahl auf dem Zifferblatt der Jahrhunderte.
Picasso war furchtlos, deshalb konnte er der Welt ein neues Siegel aufprägen, indem er in ihre Netzhaut einen neuen Ausschnitt des Ganzen grub, in Zahlen eines neuen Kalenders, in Überlagerungen der Spektren des Wirklichen.
Picasso geht niemals von einer *Idee* aus, sondern von einem Gegenstand, den sein Entdecker-Verstand erschafft und dem er einen physischen Organismus verleiht, der seiner Form überlegen ist, so daß er sagen kann: »Die Kunst, das bin ich«, wie es mit weniger Berechtigung Delteil sagte.
In jedem Gegenstand sieht Picasso eine komplizierte Uhr voller Einzelteile.
Aber er läßt alles wie einen ungedämmten Strom ins Meer des Vergessens oder ins gescheiterte, tote Meer der Vergangenheit fließen. Seine Quelle liegt in der Zukunft. »Er« – so sagte Cocteau – »präpariert niemals die Tauben, die aus seinen Ärmeln herausfliegen.«
Picasso sagt: »Ich mache die Gegenstände wie ich sie denke, nicht wie ich sie sehe.«
Kühnheit und Subversion sind so stark bei Picasso, daß wir sagen könnten, er mache uns wieder zu Wilden, aber zu Wilden mit zwanzig Jahrhunderten Kultur.
»Niemand ist auf den Gedanken gekommen«, sagte Picasso, »von einem Chemiker zu verlangen, aus seinen Mixturen solle eine schöne Reaktion oder ein schöner Niederschlag entstehen.«
Picasso hat das Motiv nicht betrogen, und sein Gewissen kann ruhig sein, weil er niemals hohe Symbolik vortäuschte. Er sündigte nicht. Er spielte die sonderbarsten Clownsin-

strumente, aber er kam nicht auf den Gedanken, die Orgel zu spielen.

Wenn man allerlei Verantwortlichkeiten und zuviel Logik von ihm fordert, antwortet er mit überwundenen Gesetzen: »Die Kunst entwickelt sich nicht, sie schreitet fort.«

Man will nicht sehen, daß die Tage zwangsläufig zu zeitlicher Verschiedenheit gezwungen sind, er aber hat das Glück, die Manier des Neuen zu finden, und, wie man über ihn im Vergleich zu jenen gesagt hat, denen nur Versuche gelingen: »Es ist wenig verdienstvoll, eine Uhr auf der Straße zu suchen. Es kommt darauf an, sie zu finden.« »Kennen wir«, fragt sich Cocteau, »das innere Wunder, das ein Bild Picassos für uns bereithält, wenn dreißig Jahre des Schweigens vergangen sind?« Womöglich kann der reiche Sammler in seinem Klub erzählen: »Wißt ihr, was mir mit meinem Picasso passiert ist? Also, seit heute morgen spricht er.«

Sogar ein Surrealist wie Aragon sagt von ihm: »Wenigstens ist seine Malerei die einzige, bei der ich keine Kopfschmerzen bekomme.«

Picassos größte Angst – die Angst des Mutigen – ist, sein Geheimnis preiszugeben.

Er will nie über seine Kunst sprechen, seine ganze Person geht in seiner Situation als schöpferischer Mensch auf. Er metheoretisiert sich in anderen Gesprächen und Schauspielen, damit diese Metheoretisierung produktiv auf seine Kunst zurückwirkt.

Picasso flieht vor dem Sagenmüssen, und wenn man ihn nach seiner Kunst fragt, setzt er die allerliebste Miene eines Herrn auf, bei dem nichts auszurichten ist. Er weiß im geheimen um die Unruhe jedes Augenblicks, die ohne Erklärungen in jeder Projektion seiner Kunst erscheint.

Er gibt keine Gründe an, aber er greift das Gespenst jeder Furcht auf; er zweifelt nicht, er fragt nicht.
Er hat sämtliche Möglichkeiten ausprobiert, das große Rätsel der Darstellung der Bilder zu lösen, und die großen Hieroglyphen im Kalender des Lebens geschaffen.
Er hat die ergreifendsten Posituren der Dinge gefunden, ihr schachbrettartig gewürfeltes Erröten und all die charaktervollen Eigenschaften, die für sich allein ein Bild verdienen.
Jedes von ihm ausgewählte Motiv ist ein schöpferisches Motiv, wunderbar und reich, ein Räderwerk von Empfindungen, Anatomie der Dinge, malerischer Wert der Musterkollektion, die jeder Tag bereithält.
Als der Mensch einen Gegenstand erfinden wollte, der laufen sollte, ahmte er nicht das Bein nach, sondern schuf das Rad. So läßt das scheinbar Entfernteste die Gefühle tätig werden und gibt den Anstoß zur Leidenschaft des Sehens, schafft die Geschwindigkeit, mit der wir die plastische, beurteilbare Welt einschätzen können.
Gegenüber Picasso bleibt der Verdacht bestehen, ob alles Picassismus gewesen ist, und er lebt schon jene zwei oder drei Generationen, die das Überleben eines Malers verbürgen.
Er wird immer ein Abtrünniger sein, das heißt derjenige, der alles in den ewigen, unergründlichen Abgrund versenkt.

●●●●●●

»Ein Maler, die Malerei, die Kunst sind hoffnungslose Themen«, und »die Kunstkritik ist ebenso schwachsinnig wie das Esperanto«, sagte einmal Blaise Cendrars. Aber die Geschichte dieses großen Maler-Clowns muß dennoch fortgesetzt werden.

Rasch geht die erste, undankbare Epoche des Kubismus vorbei, in der noch nicht die neuen Farben der Form und Beschaffenheit dominieren und man mit neutralen Tönen die Exvotos aller Plastizitäten, tausend Wölbungen der Dinge, tausend »Rebhuhnhalsgrau«-Varianten, tausend Schwangerschaften der Materie, tausend gespannte Sprungfedern mischt. Das Heldentum in der Wüste!, könnte man vor den Helden ausrufen.

Er wirrt auf seinen Leinwänden jene Graffiti ineinander, mit denen der Künstler, seiner herrlichen Pflicht gehorchend, neue Labyrinthe schafft.

Es ist das Jahr 1909 (ein Jahr, das sehr groß hätte sein können in der Welt, aber an sämtlichen bestehenden Interessen und an der Ablehnung der übrigen zerschellte).

Picasso hält sich im Sommer in Spanien auf. Alle wollen wir explodieren. Marinetti schickt mir das Manuskript seines rebellischen Manifests an die Adresse der Spanier.

Picasso porträtiert Braque (und fatalisiert ihn mit diesem Porträt).

Es ist die Zeit der Stilleben und der zerlegten Geigen.

Grau- und Brauntöne ergeben eine Mischung aus Zement und Ziegelstein als neues Relief im Fenster der Zeit. *Die Mandolinenspielerin* erscheint in diesem Fenster.

Es ist schon 1911 und 1912.

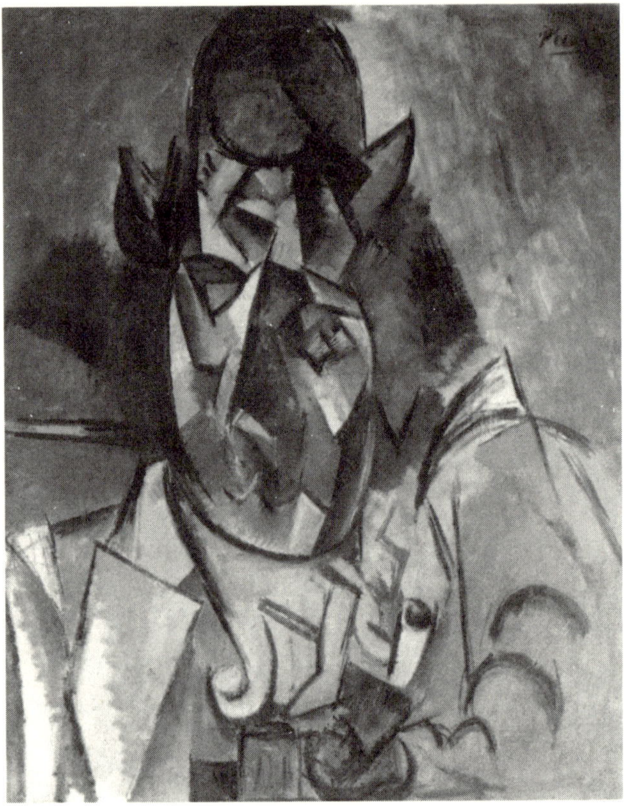

Mann mit Hut (Portrait von Braque)
Paris, 1909/1910
Sammlung Heinz Berggruen, Genf

Sie beginnen die Bilder mit Wachstuch, bemaltem Papier, Sand und Zeitungen zu bekleben, die als neutrale Elemente das Schematisierte und Bekannte hervorheben sollen, wobei die kleine Druckschrift als Abgrund, Rand und Isolierung des Dargestellten hervortritt; sie machen große Reklame für das *Journal*, indem sie seine obsessiv plebejischen Lettern in all ihre Bilder mischen, um durch den Kontrast zum Unbezweifelten und Leichten den Problemen größere Bedeutung zu geben.

Die »Stilleben« verwandeln sich in »Panoplien«, man malt das Holz der Sockel und des Parketts, die in den Bildern für die »niedere Wirklichkeit« stehen, mit dem gleichen »Kamm«, mit dem jene malen, die im großen Maßstab an der Holzimitation für den Handel arbeiten, so wie sie Strände aus Sandpapier aufkleben, um die öden Randgebiete des erwählten Motivs nachzuahmen.

Es ist ihnen sehr gegenwärtig, was in der Malerei unnachahmbar ist, das heißt, was unnachahmbar sein muß.

»Ist es nötig, eine wohlbekannte Zeitung detailgetreu zu malen oder besser, sie gleich auf die Leinwand zu kleben?« fragten sie sich und gaben sich selbst die Antwort in Form der unordentlichen Tische.

Sie wollten mehr sein als jene äußerst geschickten Türen-Maler, die vollendet die Maserung des Marmors und des Holzes malen.

Picasso stört sich am alten Schönheitsbegriff, und als jemand einmal vor einem seiner Bilder sagt, es sei »sehr schön«, rief der Maler aus: »Schön? Bei der Mühe, die ich mir gegeben habe, damit es das nicht ist?«

Zu den Dingen, die Picasso zu dieser Zeit am meisten darstellt, gehören die Flaschen mit Anis del Mono, der in

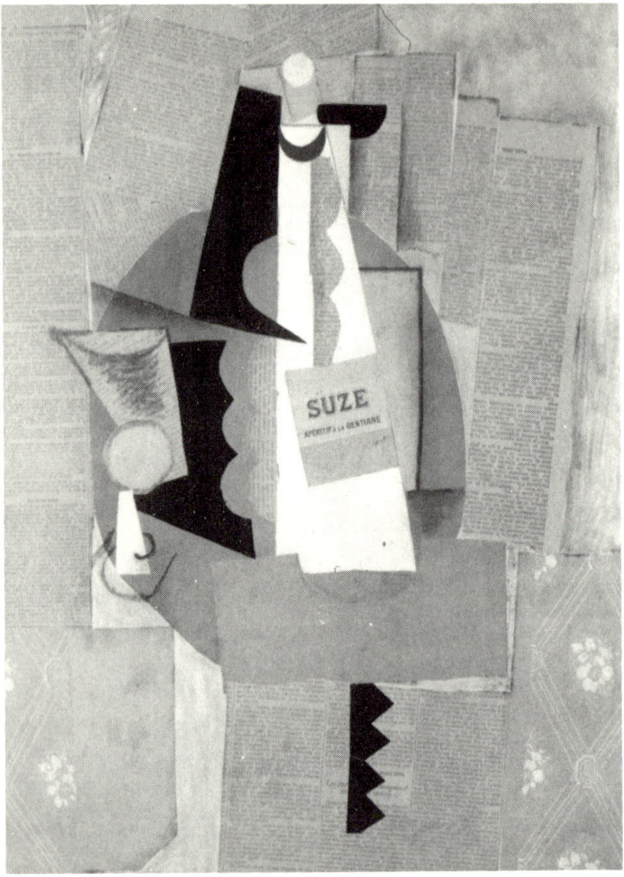

Suzeflasche
Paris, 1912
Universität Washington, St. Louis

Frankreich außergewöhnliche Verbreitung findet, denn alle kubistischen Maler stürzen »Monoo« hinunter, wie die Franzosen ihn aussprechen. (Die Destillateure des Anis del Mono sollten Picasso eigentlich jedes Jahr zu Weihnachten eine Kiste schicken.)

Um Picassos aufrichtige Doppeldeutigkeit zu erkennen, braucht man sich nur anzusehen, wie er an die Flasche des Anis del Mono mit ihren Rauten kleiner Glasvierecke herangeht; es ist weder ein unbedeutendes noch ein betont spanisches Detail, sondern die letzte Heraufbeschwörung seiner Harlekine und die plastische Antwort auf das bunte Rautenmuster jenes Modells, das er so oft kopierte, letzte rauschhafte Stilisierung, so möchte ich fast sagen, wie sie ähnlich auch der hellsichtige portugiesische Künstler Almada zustande brachte, als er durch eine einzige »Gillette«-Rasierklinge mit ihren drei Schlitzen gleich schwarzen Knöpfen die malerische Wirkung der letzten, unübertrefflichen Stilisierung des Pierrot erzielte, von dem er in seinem Eigensinn ebenso besessen war wie Picasso von seinen Harlekinen.

Es ist die Epoche, in der Picasso auch die spanische Gitarre in die Kunst der Welt einführt. Selbst jene, welche die Spuren Picassos verschwinden lassen möchten, lassen sich von diesem so spanischen Thema anregen, und statt der einfachen Mandolinen der vorangehenden Epoche erscheinen nun Gitarren auf allen Bildern. Maler, die einer Schule folgen, haben eine verhängnisvolle Neigung zum Nachäffen. Picasso wollte in seine Bilder keinen Akt hineinsetzen, der das Anekdotenhafte des *Chambre séparée* in die Bilder hineingetragen hätte. Da er in seinen Werken jedoch nicht auf die Chiffre des weiblichen Akts verzichten wollte, benutzte

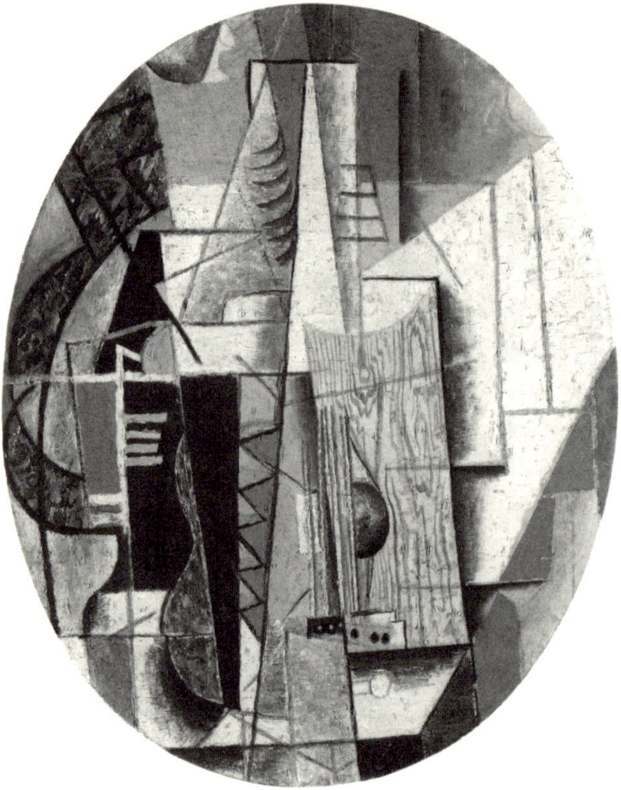

Gitarre
Paris, 1912/1913
Nationalgalerie, Oslo

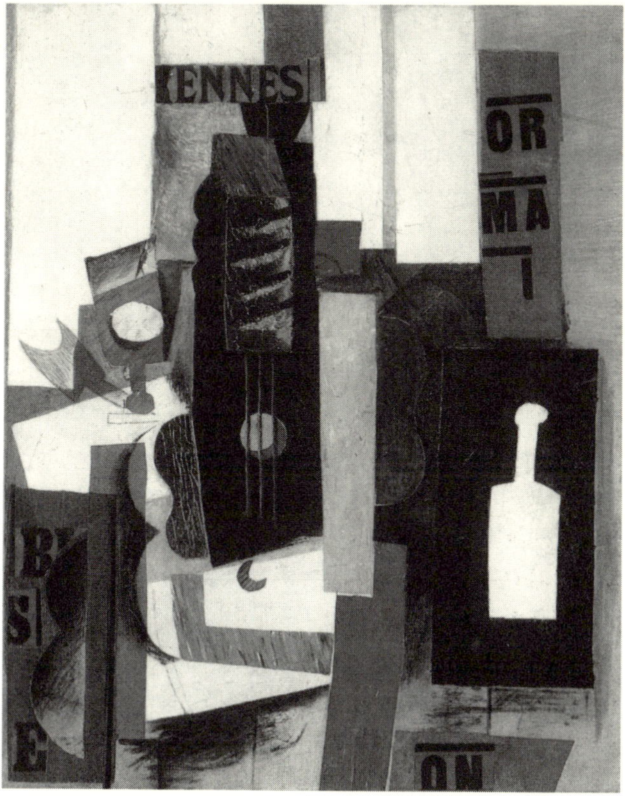

Glas, Gitarre und Flasche
Paris, 1913
Museum of Modern Art, New York

er die Gitarre, um die makellose Linie der weiblichen Schultern und Hüften darzustellen. Man klebt auf die Leinwand ganze Stücke des Rostes einer Kastanienverkäuferin, von jenem ausgeglühten Perlgrau, wie es nur jene Töpfe haben, die lange Tage der Glut ausgesetzt waren, die durch ihre Löcher gedrungen ist. (Fehlte nur noch, daß man Leichenteile als Höhepunkt des Mords, echtes Mordrot als Elemente der Schönen Kunst aufklebte.)
Es ist die Zeit, da er kleine Pappgitarren bastelt, nachdem er die Gitarren auseinandergenommen hat, wie ein Kind, das Schachteln aus ihnen machen möchte. Auf seinen Bildern erscheinen Gitarren, die wie klaffende Bidets aussehen.
1913 erreicht Picassos Kubismus seinen Höhenpunkt; es ist die Zeit seiner optimistischsten und kühnsten Bilder, mit wunderbaren Absolutheiten in Farbe und Form.
Das Jahr 1914 wird eingeläutet, den Kubismus trifft die Geißel des Krieges, und dann folgt die chaotische Epoche. Die niederträchtigen Feinde des Neuen erfinden, er sei auf dem Gras der *boches* gewachsen, das heißt feindlichen Ursprungs, internationalistisch, jüdisch.
Zu dieser Zeit wird die Frau von Braque zum Polizeirevier gebracht und gefragt:
»Was ist Ihr Mann?«
»Maler«, antwortet sie.
»Sie lügen«, sagte der Kommissar streng zu ihr, »er ist Kubist.«
Sie hatten Braque für einen Spion gehalten, da sie die kubistischen Zeichnungen nicht verstanden, die er in seinem Gepäck mit sich führte.
Obwohl Wilhelm II. gegen den Impressionismus gewettert hatte, weil er der Meinung war, er sei schädlich für die

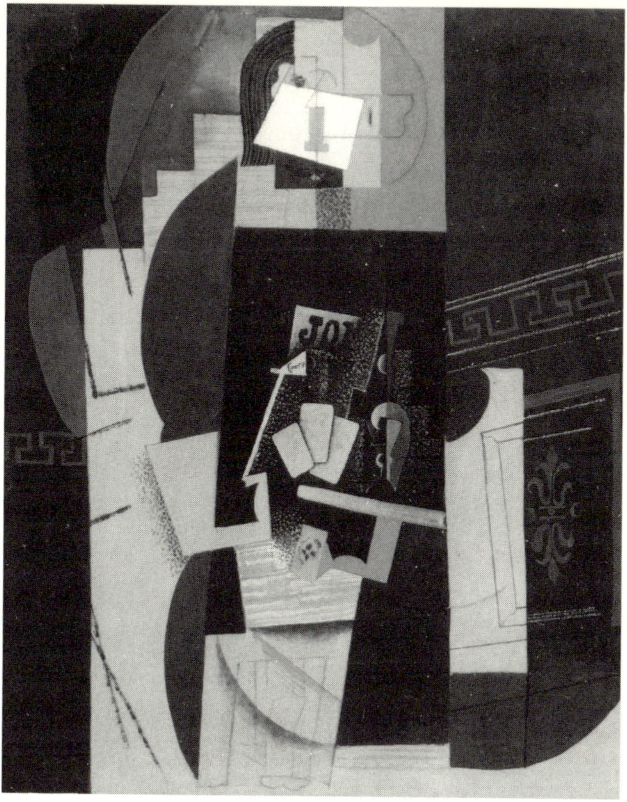

Die Kartenspieler
Paris, 1913/1914
Museum of Modern Art, New York

deutsche Kunst, behaupteten damals die Maler der Akademie, die jede Gelegenheit für einen Mord nutzen, der Kubismus sei eine deutsche Angelegenheit.
Picasso, der schon ganz andere Blüten treibt, bricht mit dem Kubismus als geschlossener Schule, und Braque, der in den Krieg gezogen ist, kehrt mit einer anderen Sicht der Zukunft von der Front zurück.
Picasso geht neuen Einsamkeiten entgegen und verjüngt seine Kunst mit einem neuen, besonderen Grün, als würden die Dinge wieder ein Bad in der Natur nehmen.
Zu diesem Zeitpunkt – 1915 – zeichnet er realistische Porträts im Stil von Ingres und versetzt seine Epigonen. Die Geste, mit der er sich alten Verpflichtungen entzieht, konnte nicht deutlicher sein. Der spanische Stierkämpfer hat mit einer mutigen Parade aus nächster Nähe einen seiner üblichen Streiche vollführt.
1916 lebt er in einem kleinen Hotel in der Rue Victor Hugo, wo ich ihn besuche. Es ist das erste Mal, daß ich mit seiner Gestalt konfrontiert bin, deshalb habe ich die Beschreibung seiner Person für diesen Augenblick aufgespart.
Picasso wirkt wie jener Mechaniker, der sogleich an die Tür der Werkstatt eilt, um das Wunder der Wiederherstellung, des neuen Einzelteils, des Scharniers zu vollbringen, das den Wagen wieder zum Fahren bringt: der Typ des spanischen Mechanikers, der niemals ein Büro oder eine komplette Werkstatt besitzt, sondern allein in der Türöffnung lehnt und auf die Welt wartet, um sie mit Eisen zu beschlagen, um allein kraft seiner Erfindungsgabe zu bewerkstelligen, was die technischen Betriebe nicht zuwege bringen.
Picasso steht an der Tür dieser Werkstatt, mit aufgekrempelten Hemdsärmeln, ein Frühaufsteher, die Arme ver-

schränkt, und sieht die Welt vorbeiziehen, als wäre sie etwas anderes, als raste vor dieser Ekstase der ganze Zug der unbeständigen, flüchtigen Welt vorbei.

Picasso machte aus der Malerei ein Automobil, er sah sie fahren, anhalten, zusammenstoßen, mit einer Panne zu seinem Schuppen zurückkehren, um, nachdem er ihren jahrhundertealten Schaden behoben hatte, neuen Katastrophen entgegenzueilen.

Ohne den Mut sinken zu lassen, ohne sich zu verweigern, fand er alle neuen Formen und Elemente, deren die Geschwindigkeit in der Geschwindigkeit bedurfte.

Sein »blauer Anton« war nicht mit Farbflecken bedeckt wie bei anderen Malern. Es mußten ihm Engel zur Hand gehen, die seine Pinsel reinigten, die ihnen den Eiter mit liturgischen Tüchern auspreßten, oder vielleicht, daß er mit jedem Pinselstrich die ganze Farbe des Pinsels verbrauchte, ohne daß etwas übrigblieb, präzise wie bei einer chirurgischen Tätowierung.

(Er war der Mechaniker, der »seine« Stelle findet, und die scheinbar toten Motore beschleunigen sich. Seine Pinsel waren wie saubere Schraubenschlüssel oder elektrische Bohrer.)

Dieser Eindruck des Mechanikers war der erste, den er bei mir hervorrief, und deshalb habe ich ihn einen Moment lang durch das Urteil über die Palette seiner Erfindungen kompliziert.

Viereckig und athletisch gebaut – eine Folge seiner gymnastischen Übungen, bei denen er reparaturbedürftige Motoren wie eingeschrumpfte Gewichte in die Höhe stemmte – besaß er die Physiognomie des spöttischen, höflichen Spaniers, ein offenes Gesicht mit einem Moment von

Düsterkeit, das jedoch nur eines von vielen war. In sein braunhäutiges Gesicht hing eine Haarsträhne, die seine ganze Entschlossenheit und sein ganzes rebellisches Wesen ausdrückte.

Von größerer Statur als der italienische Komiker, den man in Spanien »Toribio« nannte, gleicht er jenem Kintopphelden, der Charlots Vorläufer war – die Zwiebel, aus der Charlot entsproß –, und der schon den filmischen Gruß schlechthin beherrschte, die hilflosen Gebärden kurzer Arme und, wenn auch nicht die großen, zerschlissenen Schuhe von Charlot, so doch Riesenstiefel trug, in denen sich der Kinoclown vorwärts und rückwärts bewegte, wobei seine Fußspitzen in spitzem Winkel zueinander standen. Picasso, dessen Schicksal seine zwei »s« waren, ist der einzige spanische Kinoheld, den wir gehabt haben.

Picasso hatte den bellenden Hund zum Schweigen gebracht, der mir zum Empfang entgegengesprungen war, und beschloß, mir das ganze Geheimnis seines Hauses zu zeigen. Wir gingen in das Eßzimmer: ein bürgerliches Eßzimmer von der allerfeinsten Art, an dessen Wänden einige Bilder seiner vergangenen Epochen hingen, eines mit einem seiner *ureigenen* Harlekine und ein anderes mit seinen sehr *ureigenen* Veilchen und noch ein anderes, auf dem er eine Garnspule und Scheren gemalt hatte und das so etwas wie eine Zusammenfassung dessen darstellte, was man sieht, wenn man der Geliebten in ruhigen Stunden beim Nähen zuschaut, in denen man nichts anderes tut, als das ganze Erinnerungsvermögen in den Blick zu legen, über das man nur damals verfügte.

Das wichtigste Detail im Eßzimmer, ein Detail, das ihn in seine spanische Vergangenheit zurückversetzte, war eine

jener Fruchtschalen aus totem Marmor, aus Alabaster, aus jener zugleich weichen und harten Materie, die an uralte Quellen gemahnt und in Picassos Kindheit der Mittelpunkt der Anrichte oder des Eßtisches gewesen war.
Picasso wußte um das fleischliche Gedicht, das im Alabaster steckt, um seinen heftigen Wunsch, weibliches Fleisch zu sein, Fleisch von »meiner geliebten Doña Ines«.
Er hatte die Schale von Spanien nach Paris gebracht. Zweifellos stammte sie aus der Porzellanmanufaktur in Madrid, jener Fabrik im Retiro-Park, in der neben »Steingut« auch grobes Mosaik und Alabaster hergestellt wurden.
Picassos Fruchtschale war so etwas wie ein privates Weihwasserbecken, etwas, das die Atmosphäre hebt und die Jahrhunderte fleischlich macht.
(Alabaster macht außerdem Lust darauf, ihn zu streicheln. Den Geliebten Picassos – jenen Geliebten, die er eines Tages tötete – gefiel es, diesen Alabaster zu streicheln, und in den Stunden nach Tisch, wenn sie allein im Eßzimmer blieben, betrachteten sie zärtlich jene Art Brunnenbecken mit Tritonen auf dem Speisetisch.)
Nachdem wir uns eine Weile im Eßzimmer aufgehalten hatten, stiegen wir ins Atelier und die angrenzenden Vorzimmer im ersten Stock hinauf. Im Treppenhaus überraschte mich der Anblick eines gewaltigen holzgeschnitzten Christus am Kreuz; schrecklich anzusehen, als ruhe er von seinem Spaziergang auf dem Tragegestell der Bruderschaft aus, wirkte der Schatten des Verbrechens, den Christus immer heraufbeschwört, an diesem Ort noch unheilvoller.
Das ganze obere Stockwerk war voller Götzenfiguren, die an der unteren Hälfte der Wand hingen, wie schwarze Kinder in

einer Schule für Kindergötzen. Picasso reichte mir einige seiner besten, wie ein Lehrer, der seine begabtesten Schüler vorführt.

An den Wänden hingen Bruchstücke von allem Möglichen, Kinderspielzeuge und Musikapparate aus Pappkarton, Bindfäden und einem Stock; reine Dermoskelette der reinen Saiteninstrumente. (Cocteau gestand einmal, er würde gern die Musik dieser absurden Gitarren Picassos lernen.)

Picasso, der noch immer seine Bilder zeigte, drehte nacheinander die an der Wand lehnenden Leinwände um, die, mit dem Gesicht zu ihr, wie beleidigt wirkten, vor dem Besucher verborgen, als wollten sie nicht wiedererkannt werden, wie Masken, die man in den Winkeln eines Ballsaales abgelegt hatte.

Während er leicht zirzensisch die mit den Regenbögen der Moderne geschmückten Reifen der neuen Kunst auf der Staffelei plazierte, legte Picasso der Intelligenz Marksteine in den Weg. Es war eine hübsche Nummer, die ich nie vergessen werde und die nichts gemein hatte mit dem Auftritt von Rosemberg, Jahre später, als auch Rosemberg seine Vorratskammer öffnete und Picassos auf Picassos hervorholte, damit ich sie sähe, wie Flaschen reich an Volltrunkenheiten, an lange gelagerten Cocktails. Rosemberg stellte die Bilder unten auf den Boden, nachdem er sie hinter einem riesigen Samtvorhang hervorgeholt hatte. Seine Bildervorstellung glich nicht der Picassos, der eine gefährliche Turnübung auf dem unaufhaltsam vorwärts galoppierenden weißen Pferd vollführte und seine Bilder mit unvergleichlichem »élan vital« auf dem magischen Träger landen ließ.

»Und das?« fragte Picasso, während er eine andere Perspektive zeigte, der jene Kinematik eignete, mit der nur südliche

Segel zu beeindrucken vermögen, die zwischen zwei stillen Häusern hindurchgleiten, wenn das Schiff hinter der Zunge des ins Meer ragenden Hafendamms fährt, auf dem kleine Hütten stehen.

Aber der Höhepunkt dieses Besuchs kam, als Picasso mir jenes Bild zeigte, auf dem rechteckige Leinwandstücke unterschiedlicher Qualität einander überlagern – dem Aussehen nach englische Leinwand jener Zeit –, mit Schatten-»Einsätzen« dazwischen, die damals durch ihre Zeichendreieck- und Winkelmaßformen die »Winkelmaßmanie« einleiteten, die später mit de Chirico und Co. kommen sollte.

Nur zwei Lichtpunkte leuchteten wie zwei Löcher in einem der schwarzen Segmente der hohen Leinwand; in dem ganzen Bild lag ein Geheimnis für einen Superdetektiv.

Dann nahm Picasso eine Reisemütze und befestigte sie auf dem Bild, vielleicht – ich erinnere mich nicht ganz genau an diese Einzelheit – auf dem hellen Brett, auf dem ein Profil angedeutet ist, und das ganze Bild zentrierte sich und wurde zu einem realistischen Roman.

Nur in jenem kurzen Augenblick seiner Zauberkunst sagte Picasso zu mir:

»Sehen Sie, wie lebendig es wird!«

Dieser Engländer aller Zugfenster mit allen Brechungen der Reise in seiner Vielgestalt, der überdies noch Pfeife rauchte, brachte mich auf ein wichtiges, handliches Gesetz: »Man muß imstande sein, jedem Bild an der richtigen Stelle die Reisemütze aufzusetzen, denn nur kraft seiner Rätselhaftigkeit wirkt es nicht-alltäglich und umfassend.«

Als ich Picasso eines Tages das Buch eines Nervenkranken über den Kubismus oder so etwas Ähnliches zeigte, betrach-

tete er ausführlich die Doppelseiten, auf denen tendenziöse Reproduktionen Vergleiche zwischen Bildern von Gris, Chagall, Braque, Miro, Ernst und Zeichnungen von Verrückten anstellen wollten. Als Picasso das Buch zuklappte, entfuhr es ihm:
»So, jetzt haben wir auch noch die Irren geheilt!«

●●●●●●●

Die Seltsamkeit der Dinge
ist die Mutter der Verwunderung.
FRANCISCO DE ROJAS

Ich sehe Picasso in der ursprünglichen Rotonde wieder, einer bescheidenen Kutscherkneipe, in der die Fuhrleute ihr Gläschen tranken, bewehrt mit der Pfeife aus weißem Gips, bei der das Anrauchen ist, als würde man in einem neuen Haus ein frisches Bett einweihen.
Modigliani, betrunken und in Begleitung seiner Freundin mit den blonden *tortillons,* veranstaltete einen wüsten Skandal, und Ortiz de Zárate mit seinem Monstergesicht gab ihm aus der Nähe Schützenhilfe. Picasso unter seiner Melone versuchte, Ruhe zu bewahren, und lächelte zu den Streitereien; man konnte schon sehen, daß er seine letzte Saison dort verbrachte, um nicht als undankbar zu gelten. Eines Abends erschien er mit einer schönen, maskengrün gekleideten Frau, die in dem Medaillon, dem Pendel ihres Dekolletés – man konnte auf ihm die Stunde wie auf einer ekstatischen Uhr ablesen – einen von Picassos Harlekinen zur Schau trug, den kleinsten der Harlekine, wie das Porträt des Lieblingssohnes des Malers.

Alles atmete die Atmosphäre von Montparnasse; wie Guillaume Apollinaire sagte: »das schlichte Asyl der Maler und Dichter«.

Dann folgen einige Jahre erbitterten Krieges, in denen Picasso zahlreiche Bilder aller Stilrichtungen schafft, die in der Höhle Rosembergs landen werden, der zuversichtlich darauf hofft, daß am hellen Tag der Nachkriegszeit sämtliche Wände des neuen Lebens nur mit Picassos geschmückt werden können.

Am Ende dieser finsteren Epoche, in der die Maler ohne Resonanz malen, während sie nachts ihre großen Glasfenster mit schweren Vorhängen verhüllen, um Paris nicht den Bombardements auszuliefern, erscheint eines Tages Cocteau im Café der alten Picasso-Boheme wie der Engel der Verkündigung eines neuen Lebens.

Cocteau schlägt ihm vor, sich Diaghilev und dessen Truppe anzuschließen; Picasso begreift, daß dies der Zirkus der neuen Zeiten ist, die rasche Befreiung, die nur ein großes Theater mit all seinen Intrigen und Amouren verschaffen kann, und folgt dem großen Theaterdirektor mit dem Mörserkopf, den seine Truppe »Väterchen« und Außenstehende den »Dompteur« nannten.

Er hat die Gaukler des Beginns einer anderen Epoche wiedergefunden und reist in ihren Zügen in der Rolle des Pulcinell an den Fenstern.

Er wird seine kleinen Pläne im Großen verwirklichen und den Wolkenkratzermenschen auf die Bühne bringen.

Picasso war der erste Tänzer russischer Tänze, den man in Europa kannte; er begriff, was an der Malerei Tanzdarbietung des Malers selbst ist, müssen doch beide das Spektakel und die Dekoration erneuern.

Es ist die Stunde der Rache, und Picasso verspeist den Triumph mit Satie, dem Musiker, der »Melodien zum Weglaufen« und »Stücke in Birnenform« komponierte und zu seinen Schülern sagte: »Geht völlig allein. Findet sehr schlecht, was ich mache, und, vor allem, tut das Gegenteil.«
Damals fährt Picasso nach Rom, und man unterstellt ihm dreist und verleumderisch, er besichtige im Vatikan die Säle Raffaels, als wenn dies »seine Sache« wäre.
Um der Premiere *seiner* »Parade« beizuwohnen – die er mit seiner westlichen Zugabe vor der allzu orientalischen Ornamentalik der *Ballets* rettet – kommt Picasso nach Madrid, und ich gebe ihm im Café Pombo ein ungehobeltes Bankett alter Erinnerungen, als wollte ich das blinde Madrid seiner ersten Jugend heraufbeschwören.
Picasso plaudert mit allen wie ein alter Freund und weiß sich noch immer wie in seinen ersten Zeiten in die Ecken der Diwane zu setzen, tief eingesunken und ohne Lobgesänge auf sich selbst.
Obwohl dringend Tischgäste gesucht wurden, fanden sich nicht viele für jenes Abendessen, das nur an diesem Abend stattfinden konnte, da Picasso am nächsten Tag abreiste. Der schlechte Künstler, den wir ersuchten, als Gliederpuppe mit sprechendem Kopf zur Komparserie beizutragen, fragte: »Für Picasso? Und wer ist Picasso?«
Picasso schmauchte seine erloschene Pfeife und ergötzte sich daran, Gast eines einzigen Abends im immergleichen Madrid zu sein, mit einer Handvoll Bohemiens, deren Gehirn sich bei der Anstrengung verflüchtigte, einen Winkel der Stadt mit Intellekt zu beleben.
Am Ende brachte ich einen Toast auf Picasso aus, bei dem ich mir zur allgemeinen Erbauung den Kontrast zunutze

machte, der zwischen dem Weltbesieger und der spanischen Höhle des Café Pombo bestand, dem einzigen Ort, in dem in jenem Jahr das Neue eine Zuflucht fand.

Dann sprach Picasso, bewegt, in seinem unveränderten Spanisch, als wäre er der Emigrant des Ruhms, der als vom Glück begünstigter Amerikafahrer aus dem fremdesten aller Länder, dem Land des Ruhms, in seine dörfliche Hütte zurückkehrt.

Er setzte sich sogar auf den Fußboden, als der Moment des Photographierens kam, in dem die feierlichsten Bankette in Spanien immer in ein Picknick im Stadtpark ausarten.

Am nächsten Tag kehrte er nach Paris zurück und verfolgte die »Alhambra«-Nacht der *Ballets russes*.

Seine Wege mit diesen schönen Tänzerinnen, denen man gerade die Zarenkrone demontiert hatte, führen ihn dazu, eine der schönsten zur Ehefrau zu wählen, und eines Tages treten Cocteau, Apollinaire und Max Jacob in der russischen Kirche in der Rue Daru als seine Trauzeugen auf.

Zu dieser Zeit wandelt Picasso auf dem Weg der optimistischen Inkarnation, dessen Ende nicht abzusehen ist, denn es schützt ihn Frankreich, das dem Erfolg in beständiger Treue verbunden ist.

Als guter Spanier steht er unter dem Einfluß seiner Sommerreisen, und oftmals wartet er bis zum Sommer mit dem Auswechseln seiner Requisiten, wie Fregoli mit seinem *attrezzo*.

Im Sommer 1918 zeichnet er in Biarritz Frauenporträts. Den Sommer 1919 verbringt er im französischen Saint Raphaël und läßt sich von dem einfachen Vorzimmer des gemieteten Hauses inspirieren, in dem ein kleiner Tisch mit kitschigen Gegenständen sich mit der Landschaft vor

einem Balkonfenster verträgt, durch das schockierendes Licht einfällt. Es inspiriert ihn, aus dem dunklen Flur in das Zimmer zu treten, das erfüllt ist von einem *ertappten* Licht und vom plüschigen Geruch nach Handtüchern.
1920 beginnt auf den weiten Stränden die griechisch-römische Periode, als täten sich die Sandmassen vor einer Ausgrabung des Lebens auf und als entstiegen ihren tiefen Schächten jene akromegalischen, elephantösen Wesen, die nach den Amphitheatern der Strände verlangten, wo die menschliche Gestalt des gewaltigen Thrones nicht würdig war.
Sie erhoben sich von den Stränden und den Feldern der Erntezeit wie Windhosen aus Sand und Erde!
Sie mußten der Entwicklung der Malerei geboren werden, diese Riesenwesen Picassos, Orientierungspunkte im großen Entwurf der Panoramen, in der Heraufbeschwörung der Tallandschaften. Bei Bacon findet sich eine Rechtfertigung dafür, wenn er sagt: »Jede Schönheit enthält ein Mißverhältnis.«
Mit grandioser Unverfrorenheit schafft er die Frauen mit den gewaltigsten Händen und den herrlichsten Füßen, die man jemals gesehen hat. (Diese menschlichen Pranken teilen gewaltige Ohrfeigen an die kleinmütigen Juroren aus.)
Sind diese Figuren in Picassos neuer Manier eher eine Waffe, mit der er gegen die Umwelt reagiert, als eine Wahrheit? Nein. Sie sind vor allem eine Wahrheit; sie sind eine Art indiskutable Abstraktion; sie stellen einen Menschheitsbegriff vor, den die Menschheit ertragen muß, ob sie will oder nicht.
Was für ein großer Entdecker, was für ein großer Erfinder ist Picasso! Die neuen Dinge, die er in den Bergschächten der

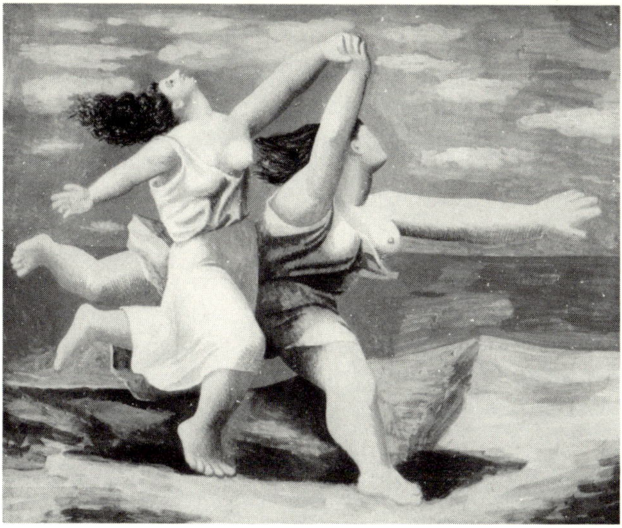

Am Strand laufende Frauen
Dinard, 1922
Picasso Museum, Paris

Welt, in den Kellergeschossen der Bildhauerkunst oder vielleicht an der Küste aufgespürt hat, wirken wie eine immergrüne, reine und endgültige menschliche Fauna, die auf dem Grund der großen Meereshöhlen existiert.

Was für eine Größe – ohne Michelangelos Affektiertheit – besitzen diese neuen Frauen, mit denen Picasso seine Kunst vergrößert hat!

Picasso greift die höheren Wirklichkeiten, die Idealitäten auf und verwandelt sie in Mollusken, in Sternkorallen.

Die neuen Frauen seiner Bilder, die die Bildfläche vergrößert haben, ohne die ein oder eineinhalb mal zwei Meter zu verlassen, entbehren nicht der Wirklichkeit, sondern haben sie vielmehr gesteigert, denn sie sind Fossile, große Fossile der Phantasie, Bewohnerinnen sowohl des Mondes als auch der Erde und der Überwelt.

Reynal hat gesagt: »Picasso sieht in den Gegenständen keine Erfahrungsgründe, er versucht nicht nur, ihre sterbliche Form abzulösen, er sucht letztlich nichts anderes, als ihnen die Seele der ewigen Form zu verleihen.«

Und viel davon ist in diesen letzten Bildern enthalten, sind sie doch das Gegenstück des großen Monuments für Mausolos, besitzen sie doch etwas von jener Größe, in der sich nicht nur ein stolzer Charakterzug verewigt hat, sondern ein Typus, der uns deutlicher als alles andere in diesem monströsen Monument entgegentritt.

Während des Sommeraufenthalts in Juan les Pins, dem Strand, wo die neuen Kräfte entbrennen und wo sich alle Neuerer im Badekostüm porträtieren, nimmt er in seine Bilder Elemente des Familienlebens auf, denn der Sohn ist schon da. Es tauchen Silhouetten von Pinien auf, die wie stilisierte Staffeleien wirken.

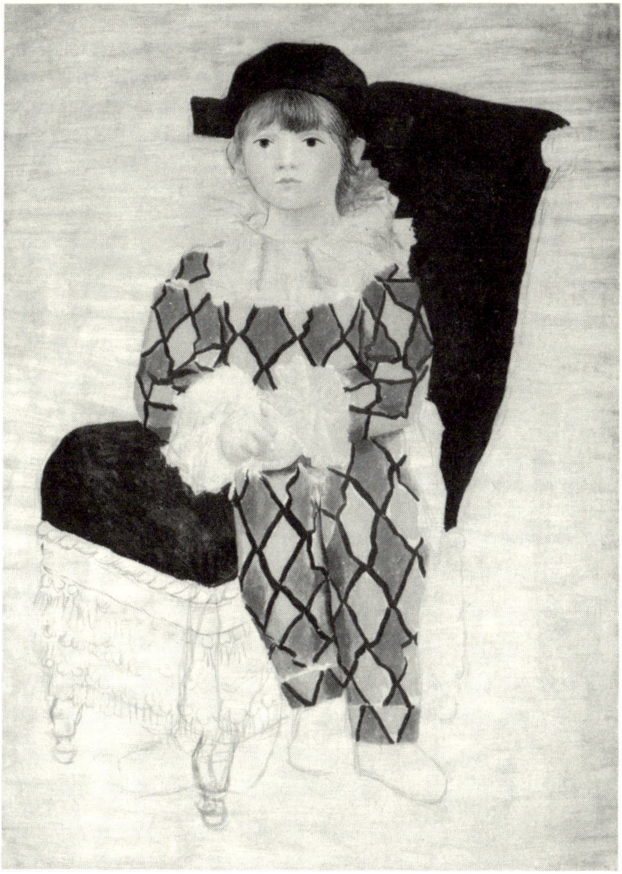

Pablo als Harlekin
Paris, 1924
Picasso Museum, Paris

1921 und 1922 geht es weiter mit den starken Matronen; in Dinard spielt er Bild oder Schrift um seine künftige Malerei; wenn Bild, dann die Oberfläche der Dinge; wenn Schrift, das Verdeckte. Aber die Münze bleibt auf der Kante stehen, und es wird beides sein.
1923 kleidet er seinen Sohn in ein neues Harlekinkostüm; er heißt wie er, Pablo Picasso, und er malt ihn mit der Unruhe des Modells über die Umrisse einer anderen Figur und einer anderen Haltung.
In Paris führte Mademoiselle Koholowa, jetzt Madame Picasso, den gediegenen Salon Picassos und kommt ihren Tee-Verpflichtungen mit kubistischen Brioches nach.
1924 und 1925 macht er Ausflüge auf allen Wegen, die er entdeckt hat, denn er besitzt ein bequemes Automobil, mit dem er sie alle befahren kann, um vom Entfernten zum Entfernten zurückzukehren.
1926 geht er von Harlekinen zu modernen Frauen über und von modernen Frauen zu seinem schon vollendeten Kubismus, der etwas Kachelartiges hat. Im Sommer 1926 widmet er sich im bodenständigen, schlichten Juan les Pins dem Graphismus, so wie Leonardo sich dem Zeichnen von Labyrinthen widmete; er ist wie ein Kind, das in den Sand zeichnet, um Verwirrung zu stiften. Es ist eine Zeit der heilsamen Scherze; so bemalt er der Gemüsefrau vom Markt in Cannes im Austausch für einige schöne Pappteller – die er, mit Zeichnungen versehen, den Amerikanern für viele Dollars verkaufen wird – an Ort und Stelle einen Teller, gibt ihm Farbe mit dem natürlichen Pastell, das er in den Blütenstempeln eines Blumenstraußes findet, und signiert das Ganze mit der Unterschrift eines Königs.
1927 wird der Graphismus alptraumhaft und verlagert sich

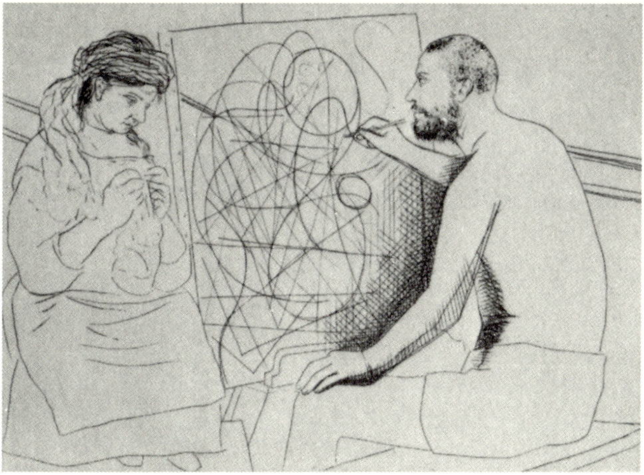

Maler mit strickendem Modell
Paris, 1927
Museum of Modern Art, New York

vom Papier auf die Leinwand, auf Schatten, die mit Augen, Nabeln und einer einzelnen Brust übersät sind, als wäre die Malerei Schöpfung einer unlösbaren Hieroglyphe, denn das Wesen der Hieroglyphen besteht gerade darin, daß sie eine Lösung besitzen.

Fortan und bis zu unseren Tagen führt der Künstler in einem absoluten Spiel die Höhlenzeichnung zu eleganter Vollendung; Jahrhunderte trennen die beiden Dinge, die sich gleichen. Psychodramen, ideographische Linien, Obsession der Formen, Überlagerungen, die sagen möchten, was sich nicht sagen läßt, Momente der Assoziation, die durch ihre bloße Verbindung einen neuen Gegenstand schaffen.

Er tut dasselbe, was in seiner besten Komposition dieser Zeit jener bärtige Maler tut, der auf der Leinwand seiner Staffelei die strickende Frau malt und sie nicht reproduziert, sondern in einander überlagernden Linien zeichnet, in Wollknäuelkabbalas, in Lebensfäden, in Geometrien, um den Widerwillen zu überwinden, den das Modell einflößt. Geniale Ausfluchten vor dem Zeugen, der sein Ebenbild fordert.

Fortan wird er im eigenen Flugzeug zur reinen Erkundung starten. Farbe und Form geben nur den Ansatz seiner Schubkraft.

●●●●●●●●●

Dieser sonderbare Mensch, der nur ein Maler ist – »Du bist weder Mensch noch Gott, du bist Maler«, sagte der große Gourmont – und uns von den Fenstern des Lebens aus an der Nase herumführt, hat nach seinen verschiedenen Abenteuern in der teratologischen Schaubude, nach Fingerübungen, mit denen er die Akademie verhöhnte, indem er mit spitzem Bleistift säuberlich Modelle nachzeichnete und schließlich nach einer entschiedenen Apotheose – die Apotheose!, wie die Leute sagen – Eingang in die Mythologien gefunden. Dank seiner Thaumaturgie hat er den Maler zur Kategorie erhoben, den Maler, den wir nicht genug zu bewundern wissen, wenn er nur ein Picknick in einer Landschaft verewigt oder sich eine Frau einverleibt hat.

Die Fahnen des neuen Rußland sehen aus, als seien sie von ihm gemalt, und in der Remontage, die man mit ihm betreibt, geht man so weit zu behaupten, daß in den Museen der Sowjets die Soldaten vor seinen Bildern Ehrenwache halten.

Picasso ist die Glorie einer Zeit gewesen.

»Nach Picasso«, hat Cocteau gesagt, »kann man nicht mehr wie vor Picasso malen.«

Man sieht, daß die Kunst, wie alles, nur darin besteht, ab und zu einem Menschen zu vertrauen, darin, daß jemand mit dem Zeug zum Kapitän geboren wurde.

Er hat eine Epoche besiegt, die ihm widerstand, weil seine Bilder das Gebäude der Dekoration umgestürzt haben. Prüde Damen hätten sie mit einem Kretonnevorhang verhüllt, wie in manchen Häusern und Hotels die Telephonapparate mit Puppen verdeckt werden, die schönen suggestiven, mechanistischen Telephonapparate von dem metallischen Typ in ihrem Kasten, *Ebonit* der modernen Gnome.

Die ersten kubistischen Bilder kämpften nach ihrer Einführung in die Salons mit der gesamten Inneneinrichtung, mit den großen Lampen und den gewirkten Tapeten; sie widersetzten sich sogar der traditionellen Art, den Tee zu trinken.

Picasso kann sich so lange halten, weil er ein Bazar seiner selbst ist, die umfangreichste und vielfältigste Briefmarkensammlung, die es in der Kunst je gegeben hat.

Picasso erneuert sich, weil er weiß, daß es nichts Ermüdenderes im Leben gibt, als nach einer Schule zu arbeiten.

Picasso findet die schönsten Reste der hellen Tage, die noch gar nicht heraufgedämmert sind.

Gegenüber allen, die bei ihm Symptome von etwas suchen, setzt er ein Lächeln auf, schreitet voran, überläßt sich unbekannten Wegen, die zu phantastischen Farbdelirien, zu unüberwindlichen Strukturen oder zur Begegnung mit den entblößten Wäscherinnen des Sommers der Wirklichkeit führen.

Nicht, daß er den kindlichen Bilderbogen malt, nicht, daß er zu solcher Naivität zurückkehrt; vielmehr erfindet er eine ganze Manier mit eigenen Beweggründen und mit einer möglichen Erklärung. Picasso ist nie ins Schnörkelhafte verfallen!

Die ganze Welt zieht die neue Grimasse, und die Kallilogie – dumme Erklärung der in Spiegeln reflektierten und genossenen Schönheit – wird gestürzt und endgültig abgesetzt. Nun besitzt der ästhetische Genuß mehr Tiefen als die oberflächliche Betrachtung, nun muß man die Empfin-

dung neu komponieren, um ihr größere Plastizität und Tiefe zu verleihen.
Er begreift, daß man von Jahr zu Jahr nicht das will, was man gerade gesehen hat, sondern einen neuen Gegenstand. Deshalb sind alle Kalender veraltet, so schön auch ihr Druck sein mag.
Da es für den Spanier kennzeichnend ist, daß man ihm nicht beikommen kann, können ihm die Franzosen weder in den Weg treten noch ihm folgen, denn noch dazu lockt er den Stier der Malerei beständig an einen neuen Ort.
Er wirkt in einer Epoche, deren Profil zu fixieren nicht angemessen war, die keine konservierenden Linien verdiente, der man vielmehr ihre farbigen Eingeweide herausreißen mußte, die Geheimnisse ihrer neuen Röhrengebilde, den phantastischen Fötus, der sich in ihr herausbildete und der, wie der Fötus einer anderen Epoche, von Monat zu Monat sukzessive Verwandlungen durchmachte.
Picasso ist eine große Lektion, und deshalb leben in ihm ewig widersprüchliche Belange. Sein Geheimnis besteht darin, daß er vielsprachig ist und daß er die gegenständliche oder die kubistische Sprache benutzt, wie es ihm gerade paßt, so wie er Französisch oder Spanisch spricht, wie es zur Äußerung paßt, je nachdem, ob man das, was man sagen möchte, besser in der einen oder der anderen Sprache ausdrücken kann.
Er hat davon gelebt, nicht unbeweglich zu werden, in ruheloser Vielfalt, als Entdecker von zwanzig Meeren.
Er überwindet die kurzsichtige Philosophie des Kubismus, weil er sogleich über ihn hinausgeht.
Der Kubismus war nicht mehr als eine Zeit der Buße, ein vorübergehendes Gelübde im Kloster der Vernunft.

Hätte Picasso nicht so bald reagiert, dann wäre er bei den »Mathematikern der Langeweile« geblieben, wie man die Kubisten nannte.

Picasso ist der spanische Individualist; er flieht vor denen, die ihm folgen, und läßt sie an den Ecken der Desorientiertheit stehen.

Picasso flieht und versteckt sich. Ich habe gesehen, wie er die Straße der Kohlenhandlungen suchte und sich ihre Schwärze zunutze machte, um sich zu verbergen.

Picasso geht so sehr in dieser Haltung auf, daß das Hotel, in dem er lebt, zuweilen die Straße wechselt, und nicht nur findet man ihn nicht darin, man findet auch das Hotel nicht mehr. An seiner Stelle befindet sich ein Grundstück, das pfeift und sich unwissend stellt, und Picasso hat gar einen armen alten Mann auf den neu errichteten Zaun gemalt.

Das Schönste im Leben, das da heißt fliehen, sich aus allen Bindungen lösen und sich frei fühlen, kennzeichnet das Leben Picassos. Glücklicher Erfinder!

Deshalb befindet sich Picasso in der Phase der Zurückhaltung und des Geheimnisses, in der der berühmte Mensch zum Mythos wird, denn er ist es leid, den verkappten, heuchlerischen Freund zu erdulden, der zwischen Lobhudeleien und Bücklingen neben ihm dahinschleicht, bis zu jenem Tag, da man ihm in der fröhlichen und leicht beschwipsten Tischrunde nach dem Essen im italienischen Restaurant, wenn sich der Asti spumante in seiner Kredenzvorrichtung nach unten kehrt, die verfängliche Frage stellt: »Gestehen Sie mir jetzt: Was Sie wollen, ist Eindruck schinden?«

Daß er Spanier ist, kann er nicht leugnen, ist der Spanier doch der erste, der der Kunstformen überdrüssig wird.

Sein rebellisches Wesen lehnt sich gegen jeden Schein auf, und da er schon einmal dabei ist, lehnt er sich auch gegen den Schein seiner eigenen Bilder auf und entfernt sich von dem, was in ihnen zum Klischee wird.
Picasso verändert den Druck der Banknoten, die er ausgibt, sobald er sie als gefälscht empfindet.
Er erwacht schneller als alle anderen.
Das Leben geht so rasch weiter, daß der Kunstkritiker Einstein sagen konnte: »Ein vor fünf Jahren gebautes Flugzeug ist nur ein alter Autobus, den man für eine Nähmaschine aus der Zeit Ludwigs XV. halten könnte.«
Er erwacht einsamer als man glaubt in den kleinen Häusern, die er mietet, und weiß, daß die Welt auf seine Diktate hört. Darum greift er zum Pinsel wie ein Schöpfer, schafft die Welt neu, stellt sie wieder her oder macht sie unkenntlich.
Nichts ist der Erfindung und der Neuheit mehr zugetan als seine Pinsel. Was sie nicht wollen, ist einfältiges Kopieren. Und auf dieser Palette, die jeden Morgen neue Farben zum Frühstück bekommt, wird das Roulette der neuen Erfindung zelebriert.
Und seine Vielfalt ist alles andere als tastend, erklärend, ihr eignet nicht das Gestammel der künstlerischen Entwicklung, sondern der Heldenmut eines Mannes, der sich an seiner letzten Staffelei erhängt, eines Gefangenen, der aus allen Gefängnissen ausbricht, eines Schiffsjungen, der von Schiff zu Schiff springt, während die Kapitäne die üblichen Grüße austauschen. Picassos Vorgehen ist voller Überraschungen, er läßt seine Bilder wie Vorstellungen der Vergangenheit in sukzessiven Theatern zurück, deren Stil mit jeder Saison wechselt und die den neuen Dichtern die »Nahrungsmittel« liefern werden.

Er spaziert in der Kluft des erneuernden Mechanikers durch andere Häfen und findet das Schauspiel ganz einfach anders, ohne Anstrengung oder Befangenheit. Nur so entgeht er der Beschneidung, die darin liegt, eine Manier fortzuführen und die Replik jeder Sache nach dem ersten Mal noch hundertmal zu wiederholen.

Picasso hat sich in jeder Saison eine neue Tracht und eine neue Kunst zugelegt; deshalb hat er den Zauber des Lebens nicht verloren und kann nicht umhin, zur Kunstgeschichte zu gehören; dennoch bringt er die Museen durch seine Subversionen zum Beben, zeigt er doch allen anderen Bildern, was sie hätten sein können, wie sie sich durch Flucht vor jenem vulgären Menschenschlag, dem jede gedankliche Ungeheuerlichkeit abgeht, hätten befreien können.

Er kennt das Nervensystem der Malerei, er weiß die schimmernden, zuckenden Gewebe zu verteilen.

Er kennt sämtliche Halbierungslinien des menschlichen Körpers und seiner Seele mit ihren Zerstreuungen und ihrer Langeweile und kann deshalb die verschiedensten Landkarten schaffen.

Selbst die Polizei der Kunstkritiker wird es nicht wagen, ihn zu verfolgen, und die Polizeihunde, die einige von ihnen besitzen, vermögen ihn nicht aufzuspüren.

Picasso soll ein Testament hinterlassen? Es wäre gut, wenn er am Ende sein Geheimnis preisgäbe? Auf keinen Fall darf er das tun. Er soll sich abgesondert vom schon Gesehenen und vom künftig Sichtbaren in der vollen Freiheit des Malers bewahren, der nicht trivial sein wollte, der der Welt nicht so sehr mit einer Replik als mit der absolutesten Gleichgültigkeit antworten wollte, verzückt in der Zerstreuung, im Phantasieren, im rettenden »ich denke an et-

was anderes«, mit dem großen Problem der Monotonie, das mit Leidenschaft dargestellt wird.
In diesem Augenblick, da die Malerei ertrinkt, versieht er sich mit einem persönlichen Tauchgerät, um zu atmen und inmitten des Schiffbruchs zu leben.
Es wird nicht mehr gemalt werden, ohne daß in dem Gemalten die Vernunft Picassos enthalten ist, als beste Zurüstung der Kunst. Jedes Jakobinertum hinterläßt eine Lektion in Freiheit. Die eselige Sicherheit der Maler, die nur schauen und kopieren und schauen und kopieren, dürfte nunmehr für immer gestört sein.
»An allen Wegkreuzungen« – so sagte der große Maler und Bildhauer Bissière von ihm – »wird man ihn antreffen, stets ironisch und leugnend, es sei ein Weg den anderen vorzuziehen. Die ihm folgen, müssen die nötige seelische Kraft besitzen, zu grüßen und den besten Weg auszuwählen, der zu dem Ziel führt, das sie sich gesetzt haben, ohne die Rätsel vergessen zu wollen, die ihnen der Dämon aufgibt und für die nur er eine Antwort hat …, sofern er zumindest glauben kann, daß eine Antwort besser ist als eine andere unter dem Blick des Absoluten.«
»Ein Bild von Picasso« – so sagte auch Reynal – »bewegt uns, ohne daß wir wüßten, weshalb, und ohne daß wir uns bemühen müssen, den Grund zu suchen. Ich muß nicht wissen, ob er die Natur studiert hat oder ob er beobachtet hat, was er uns präsentiert. Unser Empfindungsvermögen interessiert sich nur für die Kenntnis und die Vorstellungskraft, mit denen er in seinen Bildern die Zeichnung und die Farbe komponiert hat. Ein Werk Picassos stellt für unser Leben so etwas wie einen Gegenstand dar, der mit vollem Leben aus sich selbst heraus entstanden ist.«

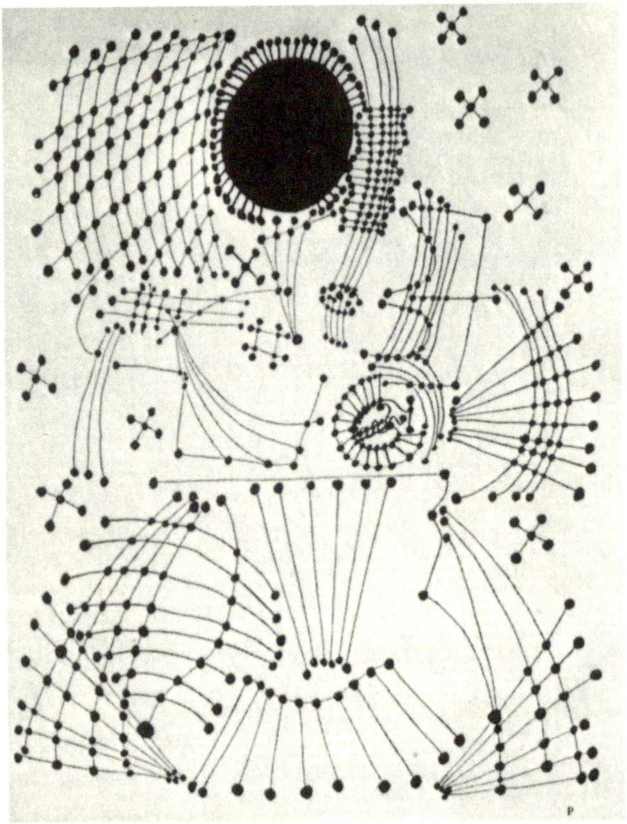

Sternzeichnung
etwa 1924
Museum of Modern Art, New York

In der russischen Zeitschrift *Ogonjok* hat Picasso selbst die zwei, drei theoretischen Äußerungen seines Lebens getan, obwohl er sie anscheinend nicht ganz so gesagt haben will:
»Maler gibt es, die die Sonne in einen gelben Fleck verwandeln, aber es gibt andere, die mit Hilfe ihrer Kunst und ihrer Intelligenz einen gelben Fleck in eine Sonne verwandeln.«
»Es stimmt, daß ich Sternkarten sehr bewundere. Ich finde sie schön, abgesehen von ihrer gedanklichen Bedeutung. So machte ich mich eines Tages an eine Zeichnung, die aus einer Anzahl von Punkten bestand, die durch Linien verbunden waren, und verschiedenen anderen Punkten, die aussahen, als würden sie am Himmel hängen. Ich gedachte sie später zu benutzen und das Ganze als einfaches graphisches Element in meine Kompositionen einzuführen.«
»Ein Bild scheint oft spontan, ohne jede Berechnung zu entstehen. Die Leute reden vom Naturalismus im Gegensatz zur modernen Kunst. Aber hat man je ein ›natürliches‹ Kunstwerk gesehen? Natur und Kunst sind zwei völlig ungleiche Phänomene«.
»Was ist Kunst? Wenn ich es wüßte, würde ich mich hüten, es preiszugeben. Ich suche nicht, ich finde.«
Neue Kunst ist solche, die wie der Kubismus die augenzwinkernde Bemerkung des höchsten Schöpfers verdient hat:
»Na endlich! Das ist nicht das gleiche. Jetzt machen sie etwas mehr, als mich oder sich selbst zu wiederholen ... Jetzt haben sie der Routine den Rücken gekehrt, die mir keinen Spaß gemacht hat.«
Und fröhlich und sonntäglich, das dreieckige Monokel vor das blaue Auge geklemmt, ging der Schöpfer voller Neugierde in die kubistischen Ausstellungen. Zum ersten Mal ist er auf die Erde zurückgekehrt.

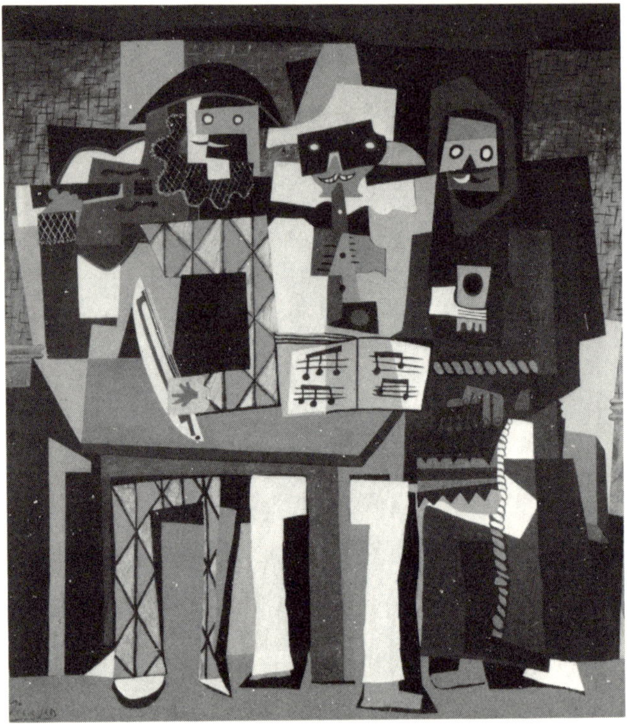

Drei Musikanten
Fontainebleau, 1921
Philadelphia Museum of Art

In sämtlichen Augenblicken der neuen Kunst wiederholt sich Apollinaires Axiom, dem zufolge man nicht in der Nachahmung suchen darf, was man erschaffen möchte, denn als der Mensch sich vor die Notwendigkeit gestellt sah, die bewegungslosen Dinge in Bewegung zu setzen, verfiel er nicht darauf, die Beine oder die Füße nachzuahmen, das einzige, was auf dieser Welt gehen kann, sondern schuf ein so fernliegendes und sonderbares Ding wie das Rad.
Diese Theorie des Rades fügt sich nicht nahtlos in den vergangenen Kubismus ein, aber ich sehe in einem modernen Salon einen Typ, der Ähnlichkeit mit Picasso besitzt und sich im Smoking mit einer feinen blonden Dame unterhält. Der mit tadelloser Eleganz gekleidete und mit einem inquisitorischen Monokel ausgestattete Mann zieht die Blicke aller Damen auf sich, denen in der Dunkelkammer ihrer Augenringe die Ähnlichkeit aufgeht und die fragen:
»Ist er es?«
»Er ist es.«
»Ducco persönlich?«
»Der große Ducco persönlich.«
»Wie wenig doch den großen Ducco vom *grand duque* trennt«, sagt eine andere fröhliche Blondine.
In Französisch, der Sprache, die diese Damen sprechen, wirkt dieses Wortspiel sehr viel überzeugender.
Die schönen Damen, deren Kleiderrücken aussehen, als wären sie zerrissen, nachdem sie an einem Drehriegel hängengeblieben waren, machen einige Schritte auf diesen Herrn zu, dessen braunes, ausdrucksstarkes Gesicht sie so sehr beeindruckt. Sie bewegen sich, wie man sich in einem

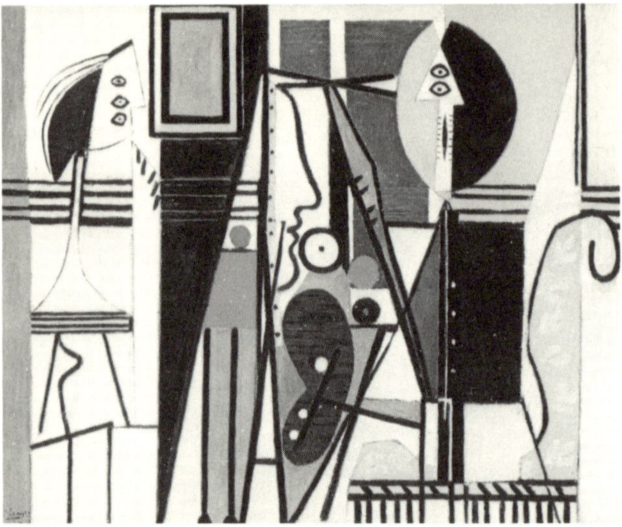

Maler und Modell
Paris, 1928
Museum of Modern Art, New York

Salon bewegen muß, niemals direkt und in gerader Linie, sondern so, als würden sie Schach spielen.
Der Herr, der die wollüstigen Blicke in sich aufnimmt, trägt auf seinen breiten Schultern diese Last seines Schicksals, immer darauf vertrauend, diese Last bis zum Ende aushalten zu können.
Die blonde Dame, auf die der braunhäutige Mann leidenschaftlich einredet, will nicht eingehen auf das, was er von ihr erbittet, denn sie ist schon ein bißchen müde und mißtraut der neuen Heftigkeit der Liebe.
Ducco, der große Ducco, insistiert stumm und versucht, die Lichter seiner Augen zu entfachen.
»Schön!« hat sie schließlich gesagt. »Unter der Bedingung, daß Sie mir eine nie gesehene Karosserie malen!«
Der braunhäutige Herr hat sein Monokel fallen lassen, als würde ihm dieser Türhüter der Blicke nichts mehr nützen, nachdem er dieses schwierige Herz geöffnet hat. An einem seidenen Faden hängend, ist es wie ein Pendel der intimsten Bekenntnisse.
Alle beneiden sie die feine blonde Dame, die mit Ducco sprechen darf, dem großen Karosseriebauer, der Moose mit ungeahnten Grautönen, mit Silberfarben im Morgendämmer der Häfen im Landesinnern zu verbinden weiß, alles in herrlichen Kombinationen, die selbst noch die Reise durchs Ödland fröhlich machen und ein Bild gestalten, das der Betrachtung wert ist, indes man im Straßengraben picknickt, oder die in der langen Zwischenzeit der Zusammensetzung den widrigen Salon der Natur dekorieren.
Dieser große Karosseriebauer ist der Nachfolger Picassos, der auf diese Weise das eilende Band des Lebens beeinflußt hat.

Man bezahlt die Genialitäten dieses klugen Ducco, der zugleich Erfinder der Neuheiten und Kontraste ist, wie man die Bilder Picassos nie bezahlt hat.
Er versteht etwas von Komplementärfarben, von wahrer Technik, von der Verschmelzung der Materien, von den Gebärden der Linienverzierungen und der Grundierungen auf den Wegen, was der Maler nie zuvor gewußt hat.
Das Streben zum Rad und zur Geschwindigkeit, das die Dynamik und die Extravaganzen des Kubismus beflügelte, hatte sein Ziel gefunden.

●■▲

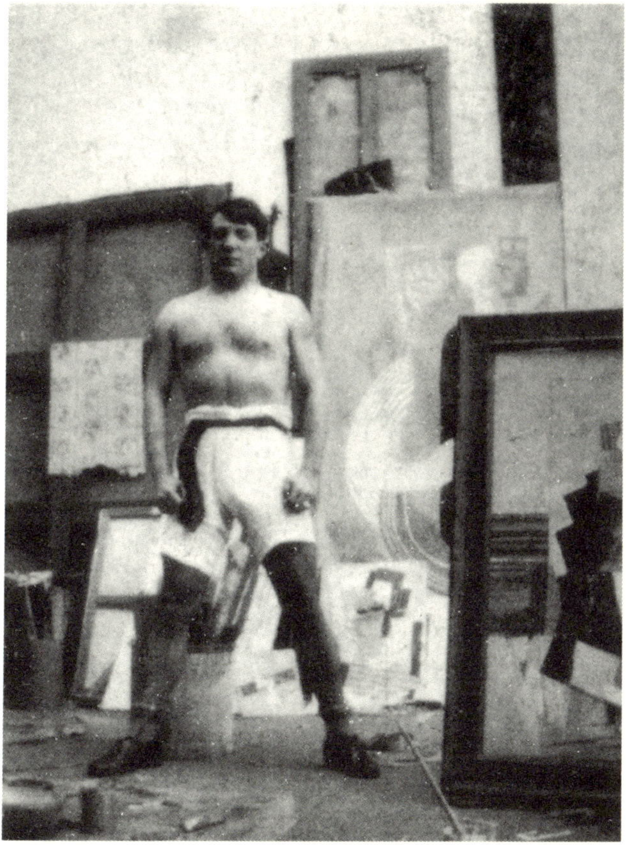

Picasso
in seinem Atelier in der Rue Schoelcher,
etwa 1914

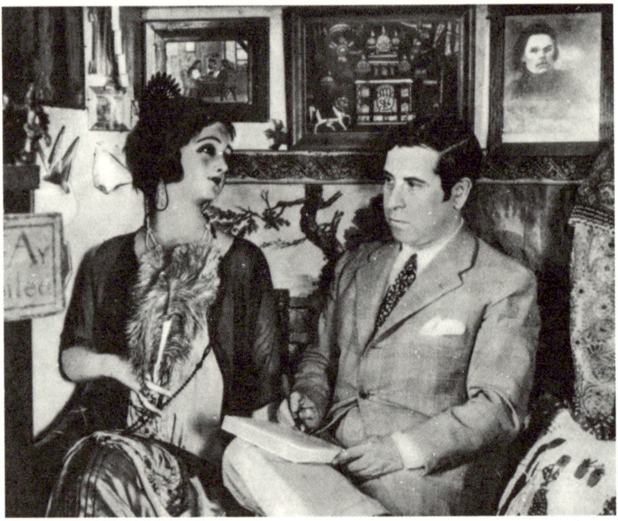

RAMÓN GOMEZ DE LA SERNA,

geboren 1888 in Madrid, starb 1963 im Exil in Buenos Aires.

Eine Auswahl seiner *Greguérias* erschien 1987
im Verlag Straelener Manuskripte und
1989 bei Silver & Goldstein

Spanische Reise

CAMILO JOSÉ CELA *Neunter und letzter Wermut*
Neunzehn Geschichten aus dem spanischen Leben
»Ohne die unter großen Schwierigkeiten schreibenden Autoren wie Cela und Delibes wäre die spanische Literatur einen ganz anderen, schlimmeren Weg gegangen.« FAZ
Aus dem Spanischen von Gisbert Haefs. *SALTO.* Rotes Leinen. 96 Seiten

FERNANDO PESSOA *Ein anarchistischer Bankier*
Ein ganz ausgefallenes Abendessen
»Wo Kafka sein Hintertürchen gelassen hat, da steht Pessoa, um es zuzuhalten.« Frankfurter Rundschau
Übersetzt von Reinold Werner. *SALTO.* Rotes Leinen. 96 Seiten

Spanische Reise
Ein literarischer Reiseführer durch das heutige Spanien
Herausgegeben von I. Echeverria, C.L. de Lamadrid und H. v. Berenberg
»Ein gelungener Reiseführer, unentbehrlicher als der Baedeker.«
Göttinger Woche
Quartheft 155. 192 Seiten

JAVIER TOMEO *Mütter und Söhne. Roman über Monster*
»Ein beispielhafter Roman zwischen einem sehr diesseitigen Surrealismus und einer feierlichen wie exzessiven Phantasie.«
El Pais
Aus dem Spanischen von Elke Wehr. Quartheft 144. 128 Seiten

JAVIER TOMEO *Der Mensch von innen und andere Katastrophen*
»Tomeo ist ein würdiger Erbe des Don Quichote und seines Autoren Cervantes.« Mannheimer Morgen
Aus dem Spanischen von Elke Wehr. Quartheft 167. 96 Seiten

MAX AUB / LUIS BUÑUEL *Die Erotik und andere Gespenster*
Nicht abreißende Gespräche
»Ein kurzweilig-kurioses, ein gescheit-informatives Buch.«
Süddeutsche Zeitung
Übersetzt von Barbara Böhme. Wagenbachs Taschenbücherei 132. 208 Seiten

Die Wahrheit über Picasso und den Kubismus
erschien als fünfzehnter *SALTO* im April 1990

Der Einband verwendet das Bild *Gitarre* (Céret, 1913)
von Pablo Picasso

Ausstattung Rainer Groothuis
Gesetzt aus der Korpus Bernhard Modern
durch Nagel Fototype, Berlin
Gedruckt und gebunden von Clausen & Bosse, Leck
Leinen von Hubert Herzog, Dornstadt

ISBN 3 8031 1115 3